Valerie Bönström | Katharina Brinkmann

FUNCTIONAL TRAINING FÜR FRAUEN

riva

INHALT

Valerie Bönström | Katharina Brinkmann

FUNCTIONAL TRAINING FÜR FRAUEN

Bibliografische Information der Deutschen Nationalbibliothek:
Die Deutsche Nationalbibliothek verzeichnet diese Publikation in der Deutschen Nationalbibliografie. Detaillierte bibliografische Daten sind im Internet über http://dnb.d-nb.de abrufbar.

Für Fragen und Anregungen:
info@rivaverlag.de

Originalausgabe
1. Auflage 2017

Nymphenburger Straße 86
D-80636 München
Tel.: 089 651285-0
Fax: 089 652096

Umschlaggestaltung: Isabella Dorsch, München
Umschlagabbildungen vorn: Nils Schwarz (o.), Shutterstock/Syda Productions (u.)
Umschlagabbildungen hinten: Nils Schwarz
Alle Fotos im Innenteil: Nils Schwarz, außer: 7, 154 o./Mrs. Sporty GmbH, 154 u./squaredotmedia
Layout und Satz: Deborah Herzog, Meike Herzog, www.alpsee-design.de

Druck: Firmengruppe APPL. aprinta Druck, Wemding
Printed in Germany

ISBN Print 978-3-7423-0019-5
ISBN E-Book (PDF) 978-3-95971-382-5
ISBN E-Book (EPUB, Mobi) 978-3-95971-383-2

Weitere Informationen zum Verlag finden Sie unter

www.rivaverlag.de

Beachten Sie auch unsere weiteren Verlage unter
www.m-vg.de

128 Trainingspläne für jedes Fitnessziel

Anhang

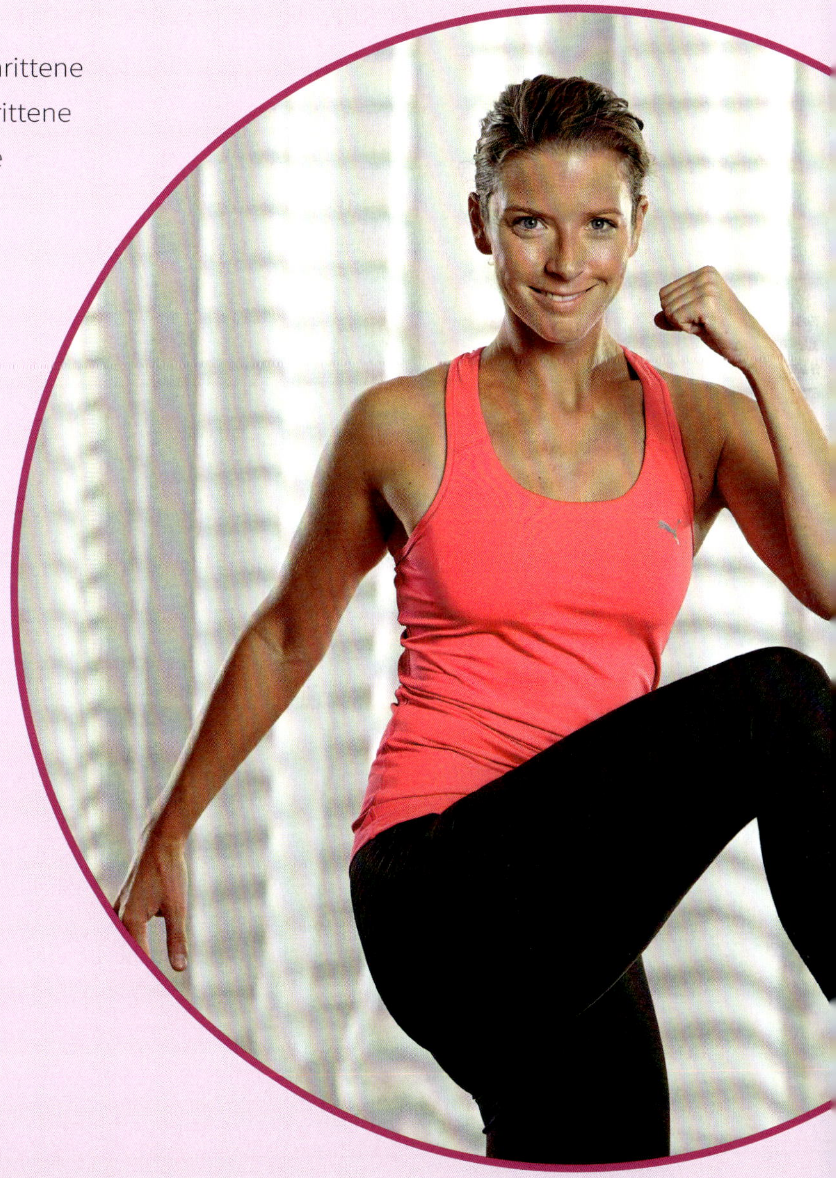

Liebe Leserin,

in meiner Jugend war ich begeisterte Hockeyspielerin. Damals konnte ich mir noch nicht vorstellen, dass es auch eine andere Art zu trainieren gibt als auf einem Feld und im Team. Doch wenn man erwachsen wird und plötzlich im Berufsleben steht, bleibt keine Zeit mehr für ein vierstündiges Training zweimal pro Woche zu einer festen Zeit. Es sind andere Alternativen gefragt, die sowohl eine zeitliche Flexibilität gewährleisten als auch effektiv sind. Meine erste Lösung war, so oft wie möglich Joggingrunden durch den Wald zu drehen. Aber schnell musste ich feststellen, dass mich solche Laufrunden zunehmend langweilten. Ich merkte zwar, dass dadurch meine Ausdauerfähigkeit erhalten blieb, aber um Kalorien zu verbrennen und meine Muskulatur zu kräftigen, half mir ein reines Cardiotraining nur bedingt weiter.

Als ich Mutter wurde, veränderte sich mein Körper und ich hatte noch weniger Zeit für meinen Sport. Doch nur wenige Monate später gründeten mein Mann und ich Mrs. Sporty. Wir waren auf der Suche nach einem Trainingskonzept, mit dem Frauen ihre Ziele in nur 30 Minuten zwei- bis dreimal pro Woche erreichen konnten: So führten wir 2004 das Zirkeltraining ein. Unsere Kundinnen waren begeistert – und ich auch. Endlich hatte auch ich eine Lösung für mich gefunden: die perfekte Kombination aus Krafttraining und Ausdauer, mit völlig flexibler Zeiteinteilung. Schnell stellte ich Veränderungen an meinem Körper fest, die Muskeln wurden kräftiger, formten sich – ich fühlte mich in meinem Körper wieder wohl.

Seit dieser Zeit beschäftige ich mich ständig mit der Frage, wie Frauen am effizientesten und effektivsten trainieren können, um ebenfalls positive Veränderungen an ihrem Körper wahrzunehmen und sich wohlzufühlen. Ein solches Training hat nicht nur einen positiven Effekt auf unseren Körper, sondern auch auf unseren Geist und unser allgemeines Wohlbefinden. Den Einklang von Körper und Geist, der sich mit regelmäßigem Sport einstellt, halte ich für unser Leben ebenso wichtig wie die Erfüllung der Grundbedürfnisse Essen und Schlafen.

Mich hat der Sport in allen Phasen meines Lebens immer gestützt. Egal, ob es um den Beruf, die Familie, die Beziehung oder meine eigenen Ansprüche an mich und mein Leben ging. Diesen Anspruch möchte ich gern an meine Kundinnen weitergeben, indem ich ständig überlege, wie ein Training noch effektiver gestaltet werden kann. Denn ich selbst merke auch, wie sich mein Körper ständig verändert. Aber vor allem reagiert jeder Körper unterschiedlich. Deshalb ist es mir wichtig, Übungen und Trainingspläne individuell und deshalb auch abwechslungsreich zu gestalten. Sie sollen zu uns, aber auch zu der Situation, in der wir uns befinden, passen. Abwechslung macht nicht nur mehr Spaß, ist spannend und tut dem Kopf gut, sondern hat noch eine andere wichtige Bedeutung: Sie ist für den Körper enorm wichtig, damit er immer wieder gefordert und gefördert wird. So wird ein regelmäßiges Training viel einfacher zu einer Gewohnheit.

Individualität, Abwechslung und stetige Weiterentwicklung sind also ein Garant für viel Spaß und vor allem für Erfolg, was zusammen dazu führt, dass wir uns in unserem Körper wohlfühlen. Aber welches Training erfüllt diese Anforderungen? Ich habe die Antwort für mich gefunden: Funktionelles Training kann all dies leisten. Es bietet eine große Auswahl an Übungen für jedes Fitnessniveau, es gibt mir die Chance, mich ständig weiterzuentwickeln, egal welche gesundheitlichen Anforderungen ich gerade habe oder welche aktuellen Vorlieben. Und ich kann es überall und jederzeit durchführen – entweder in einem meiner Mrs.-Sporty-Clubs oder auch zu Hause.

Mit funktionellem Training habe ich mehr für mich und meinen Körper erreicht als ich jemals zu träumen gewagt hätte. Ich mag mich und meinen Körper und stecke voller Energie – und das wünsche ich jeder Frau!

Ihre

Valerie Bönström
CEO Mrs. Sporty

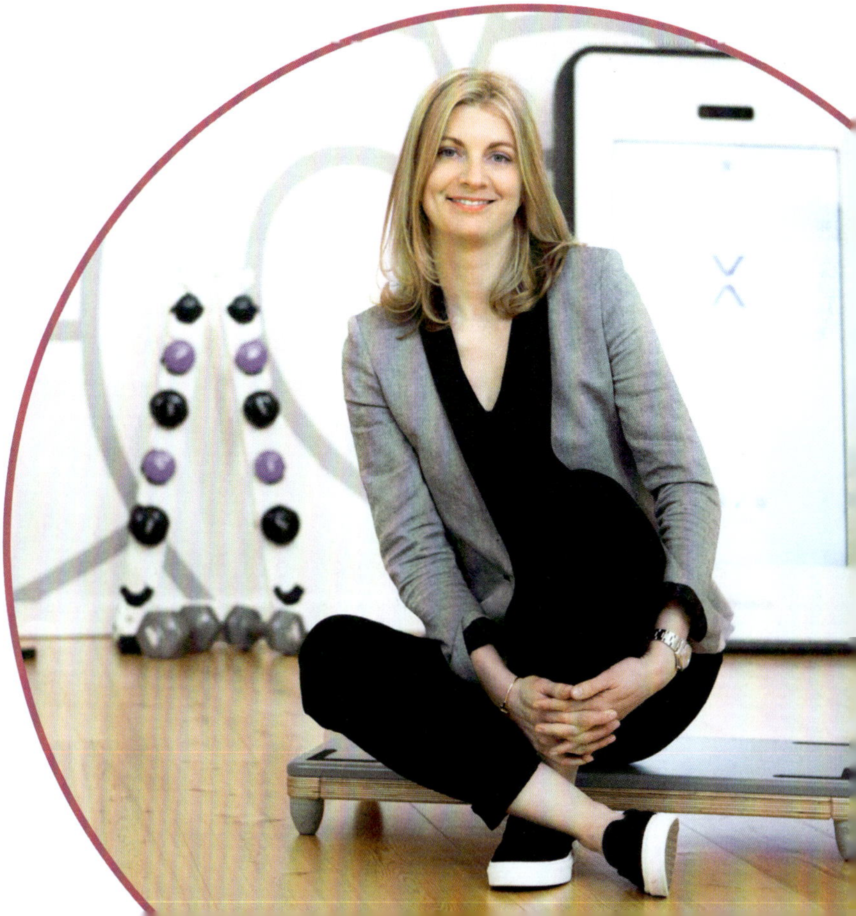

1
DAS WICHTIGSTE ZUM FUNKTIONELLEN TRAINING ZUERST

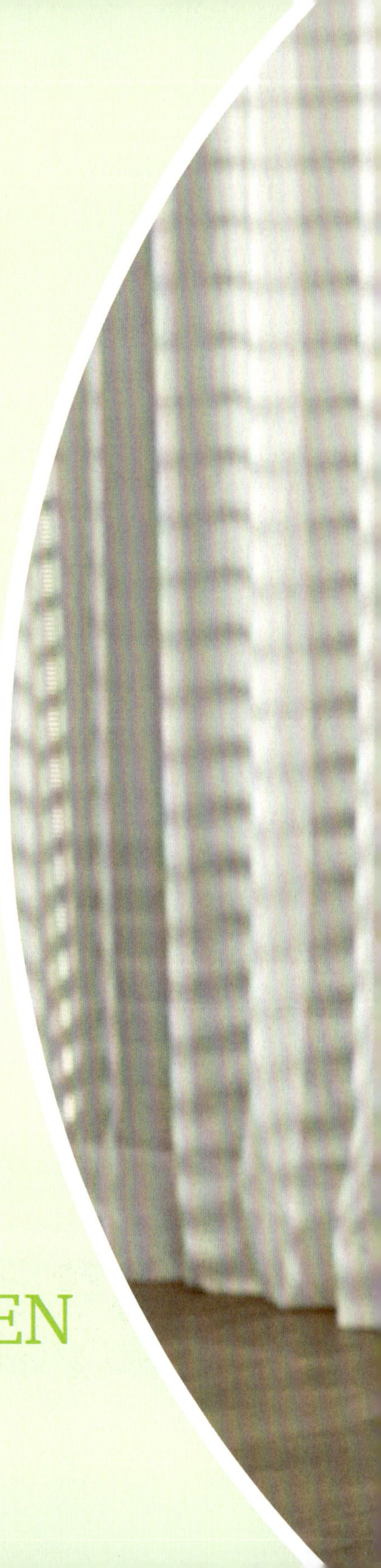

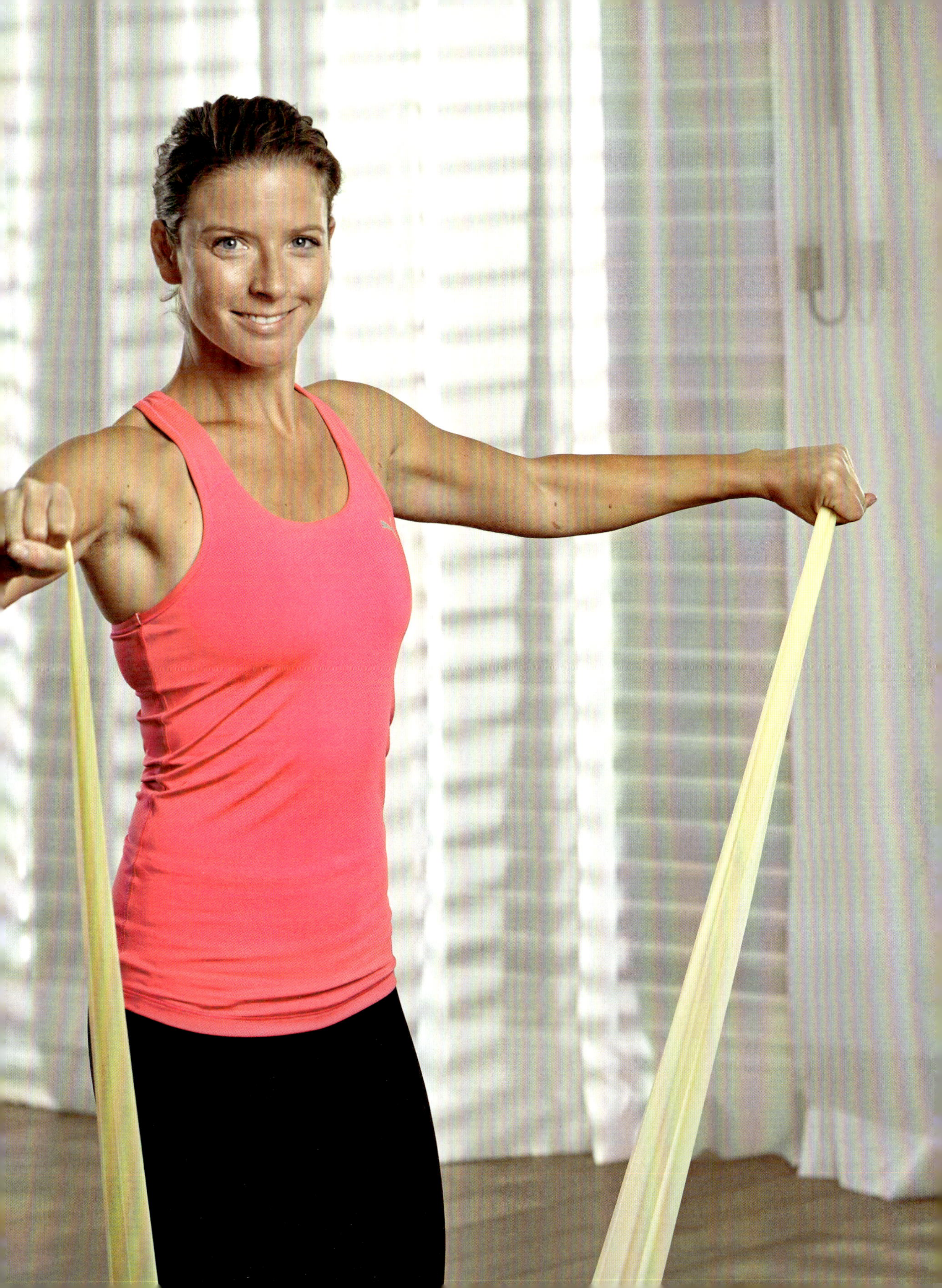

Die neue Dimension von Fitness

In den letzten Jahren hat sich das funktionelle oder auch Functional Training zu einem Fitnesstrend entwickelt, der aus keinem Fitnessstudio, keinem Rehazentrum und auch nicht mehr aus dem Leistungssport wegzudenken ist. Doch funktionelles Training ist weit mehr als nur ein Trend. Im Functional Training werden diejenigen Bewegungen trainiert und gefördert, die auch den natürlichen Fähigkeiten des Körpers entsprechen: Springen, Ziehen, Drücken etc. Dazu brauchen wir keine dicken Muskeln, denn funktionelle Bewegungen liegen in unserer Natur. Auch wenn man es manchmal nicht glauben mag: Der Mensch ist ein Bewegungstier und unser Körper auf ein Leben mit Bewegung programmiert. In unserer heutigen Zeit ist aber ein bewegtes Leben kaum noch möglich, verbringen wir doch einen großen Teil des Tages im Sitzen. Ob in der Arbeit, auf dem Weg dorthin oder eben auch im Fitnessstudio: Meist wird an den Geräten leider im Sitzen trainiert. Es dürfte klar sein, dass eintöniges Muskeltraining an Maschinen wenig mit funktionellen Bewegungen zu tun hat. Deshalb verwundert es nicht, dass Functional Training zunehmend auf Begeisterung stößt, vor allem bei Frauen. Denn diese Art von Bewegung macht Spaß und bringt Power für den Alltag. Und gerade für uns Frauen ist es wichtig, fit für diesen Alltag zu sein. Ob es nun gilt, die Einkäufe hoch in die Wohnung zu schleppen, mit den Kindern durch den Garten zu toben oder den Haushalt in Schuss zu halten: Wir müssen im Alltag viel leisten und dafür brauchen wir einen gesunden Geist in einem fitten und gesunden Körper.

Sie steckt in uns allen: Bewegung

Der Mensch ist grundsätzlich für Bewegung gemacht. Unsere gesamte Genetik ist darauf ausgerichtet, und das schon seit Tausenden von Jahren. Vor etwa 100.000 Jahren hat sich der aufrechte Gang des Homo sapiens, so wie wir ihn heute kennen, gegenüber den anderen Lebewesen, wie zum Beispiel dem Neandertaler, durchgesetzt. Viele moderne Errungenschaften unserer heutigen Zeit lassen uns die grundlegendsten Bewegungen nur noch minimal ausführen – statt Treppen zu steigen nutzen wir Lift oder Rolltreppe, statt mit dem Fahrrad zu fahren steigen wir ins Auto. Oft fehlt deshalb die Motivation, sich funktionell zu bewegen. Da die Konditionierung auf Bewegung jedoch in uns steckt, bekommen wir den Bewegungsmangel oft schmerzhaft zu spüren. Viele der sogenannten Volksleiden wie Rückenschmerzen oder Verspannungen sind auf das nicht funktionelle Nutzen unseres Körpers zurückzuführen.

Doch die Auswirkungen reichen weit über den anatomischen Bereich hinaus. Bewegungsmangel wirkt sich auch negativ auf alle anderen Systeme wie Hormonhaushalt, Bindegewebe, Stoffwechsel, Muskulatur, Herz-Kreislauf-System und natürlich die Psyche aus. Das Gute ist jedoch, wir befinden uns nicht in einer Einbahnstraße, sondern können selbst aktiv werden. Das Zauberwort heißt: Regelmäßigkeit. Zwei- bis dreimal Sport pro Woche reichen völlig aus. Tägliche moderate Bewegung von 30 Minuten hält den Körper zusätzlich in Schwung, wie etwa ein langer Spaziergang oder eine kleine Tour mit dem Fahrrad. Es ist jedoch vor allem ein aktiver Alltag, in den wir ständige Bewegung integrieren sollten und die unserem Körper ebenso nutzt, ganz nach dem Motto „Wer rastet, der rostet". Gerade in der zweiten Lebenshälfte hilft uns Bewegung, lange selbstständig zu bleiben, damit wir im Alter noch aktiv am Leben teilhaben können.

Functional Training – und was sich dahinter verbirgt

Der Begriff „functional" bedeutet übersetzt so viel wie „zweckmäßig". Das Training soll demnach eine bestimmte „Funktion" erfüllen, die uns aus unserem Alltag als Mutter, berufstätige Frau oder Sportlerin bekannt ist. Es bereitet unseren Körper also auf die alltäglichen Bewegungen vor. Wer an Geräten trainiert, wird diese Bewegungen so nie in der Realität umsetzen. Der Nutzen ist, neben dem rein ästhetischen Aspekt, relativ gering. Funktionelles Training bereitet den Körper jedoch auf die tatsächlichen physischen Herausforderungen des Lebens vor, weil dabei ganze Muskelschlingen und komplexe Bewegungen trainiert werden. Stellen Sie sich vor, Sie tragen Ihre schweren Einkaufstaschen die Treppen hinauf bis in den dritten Stock. Diese Bewegungen fordern Ihren ganzen Körper. Beine und Gesäß drücken Sie kraftvoll die Treppen nach oben. Ihre Bauch- und Rückenmuskulatur stabilisiert Sie von allen Seiten, denn beim Treppensteigen müssen Sie von Stufe zu Stufe einbeinig ausbalancieren. Ihre Arme und Schultern arbeiten gemeinsam, um die Taschen an Ihren Händen nach oben zu bugsieren. Bei jedem Schritt benötigen Sie eine gewisse Beweglichkeit in der Hüfte, den Knien und den Sprunggelenken, um die nächste Stufe zu nehmen. Diese gerade beschriebene alltägliche Bewegung erfordert ein hohes Maß an muskulärer Koordination, Kraft, Stabilität, Mobilität und Bewegungsökonomie. Diese Komponenten gilt es zu trainieren, um die täglichen Belastungen spielerisch und effizient zu meistern. Dass dabei auch noch straffe Muskeln entstehen, ist ein positiver Nebeneffekt dieses besonderen Trainings.

Fit für den Alltag zu bleiben beziehungsweise zu werden, ist das oberste Ziel im Functional Training. Die Übungen kräftigen, stabilisieren und mobilisieren und vereinen so alle Dimensionen von Fitness. Weil Sie keinerlei Geräte benötigen, sondern einfach mit Ihrem eigenen Körpergewicht loslegen können, lässt sich das Training hervorragend in den Alltag integrieren, um mit minimalem Zeitaufwand den maximalen Erfolg zu erzielen. Und da Sie keine eintönigen geführten Bewegungen an Geräten absolvieren, ist das Training unglaublich abwechslungsreich und baut keine Einstiegshürden auf.

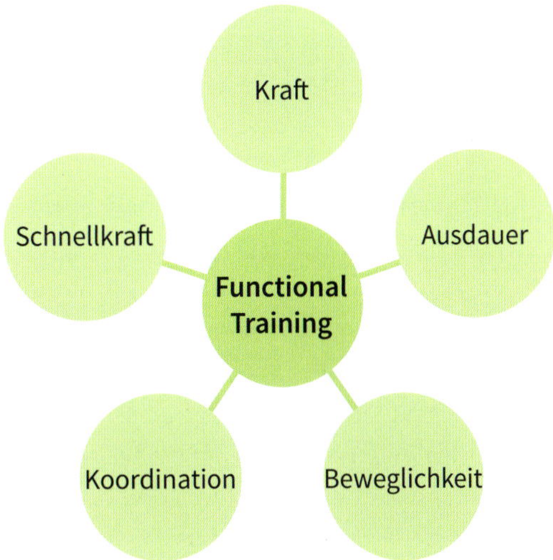

Functional Training vereint alle Dimensionen von Fitness.

Die natürlichen Grundbewegungsformen kommen in fast allen Sportarten vor und begleiten uns durch den Alltag. Sie machen uns aber auch das Leben schwer, wenn sie wegen einer Verletzung oder Erkrankung nicht mehr möglich sind. Ob Physiotherapie, Fitnesssport oder Leistungssport, ob Reha, Prävention oder Wettkampf: In den letzten Jahren wird in fast allen Bereichen immer mehr Wert auf funktionelles Training gelegt. Auf der Grundlage der bis dato gemachten Erfahrungen und neuer Erkenntnisse dürfte wohl kein Training langfristig erfolgversprechender sein.

Mobilität und Stabilität – die wichtigsten Grundsäulen im Functional Training

Wer in die Welt des Functional Training eintaucht, wird merken, dass neben dem Stabilitäts- auch das Mobilitätstraining wieder „in" ist – und das völlig zu Recht! Denn das richtige Verhältnis zwischen Mobilität und Stabilität ist für viele Bewegungen im Alltag und im Sport ausschlaggebend. Eine Verschiebung dieses Verhältnisses, sei es nun zugunsten der Stabilität oder der Mobilität, führt zu einer schlechteren Ausführung der Bewegungen und zu einer erhöhten Verletzungsgefahr. Doch wovon sprechen wir überhaupt, wenn von Stabilität und Mobilität die Rede ist?

Stabilität beschreibt die Fähigkeit, ein Gelenk unter Belastung oder in Bewegung zu kontrollieren und kann also sowohl statisch als auch dynamisch sein.

Mobilität beschreibt das Maß der Flexibilität von Muskulatur, Sehnen und Bändern und somit den größtmöglichen Bewegungsumfang (Range of Motion).

Info

Functional Training

- trainiert komplexe Bewegungsabläufe mit mehrdimensionalen Übungen, um die natürlichen Bewegungsmuster des Körpers zu fördern;
- trainiert neben der Kraft auch die Koordination, Stabilität und Mobilität;
- fördert durch mehrgelenkige Bewegungen das koordinative Zusammenspiel vieler Muskelgruppen;
- ist abwechslungsreich, da die Bewegungsmöglichkeiten aus den Fähigkeiten des Körpers resultieren – und die sind enorm;
- lässt keine Ausreden gelten, denn das Training ist jederzeit und ohne Hilfsmittel möglich;
- lässt mit minimalem Zeitaufwand einen großen Nutzen erzielen;
- macht einen Einstieg für jedes Leistungsniveau jederzeit möglich, da die Übungen variabel sind.

Nehmen wir zum Beispiel die Kniebeuge. Stellen Sie sich einen Bodybuilder mit massigen, austrainierten Beinen, aber geringer Beweglichkeit in den Sprunggelenken und in den Hüften vor. Wohl kein ungewöhnliches Beispiel, denn im Training dieser Person hat das reine Krafttraining sicher einen höheren Anteil als das Mobilitätstraining. Natürlich hat unser Bodybuilder genug Kraft in den Beinen für eine Kniebeuge, es fehlt ihm aber an Mobilität und somit ist es ihm nicht möglich, eine korrekte Kniebeuge auszuführen. Das Verhältnis hat sich hier stark zugunsten der Stabilität verschoben. Andersherum betrachtet kann eine hypermobile Person die Kniebeuge wahrscheinlich ebenso wenig technisch sauber ausführen, da die nötige Stabilität in Beinen und Rumpf fehlt. Hier hat sich das Verhältnis zugunsten der Mobilität verschoben. Bei einem ausgeglichenen Verhältnis kann die Bewegung jedoch kontrolliert (Stabilität) und mit optimalem Bewegungsradius (Mobilität) ausgeführt werden.

Bedeutende Unterschiede zwischen funktionellem und isoliertem Training

Eines vorweg: Beide Methoden haben ihre Daseinsberechtigung und jede für sich hat einen positiven Nutzen. Isoliertes Training bedeutet, dass einzelne Muskelpartien gezielt trainiert werden. Dazu werden meist Geräte und Gewichte eingesetzt, die in einem vorgegebenen Bewegungsumfang genutzt werden. Das Gerät übernimmt die Stabilisierung für den Trainierenden. Die Bewegung ist meist auf ein Gelenk beschränkt, was die Förderung der koordinativen Fähigkeiten bei der Übungsausführung in Grenzen hält. Der große Vorteil dabei ist jedoch, dass die Verletzungsgefahr bei der Übungsausführung relativ gering ist und das Training sehr gut gesteuert werden kann, da die Parameter Gewicht, Wiederholungszahl und Sätze dem Trainingsfortschritt stets angepasst werden können. Beim Training an Geräten geht jedoch der Alltagsbezug verloren, denn bei kaum einer Bewegung werden stabilisierende Kräfte benötigt. Bei wie vielen Bewegungen im Alltag wird nur ein Gelenk genutzt? Sicherlich bei den wenigsten. Die meisten Bewegungsabläufe sind sehr komplex. Ein simples Beispiel ist unser aufrechter Gang. Ohne die Stabilisierung durch unsere Körpermitte würden wir krumm laufen und nicht vorwärtskommen. Beim Laufen findet in fast allen Gelenken – vom Fuß- über das Kniegelenk bis Hüften und Wirbelsäule – eine Bewegung oder aktive Stabilisation statt.

Funktionelle, alltagsnahe Bewegungen wie das Laufen, die Knie zu beugen oder das Heben und Drücken werden über ganze Muskelketten, sogenannte kinematische Muskelketten, ausgeführt und sprechen eine Vielzahl an Muskeln gleichzeitig an. Deshalb ist funktionelles Training das ideale Ganzkörper-Workout. Für Frauen ist es besonders attraktiv: Sind zahlreiche Muskeln gleichzeitig aktiv, wird viel Energie benötigt – und somit werden eine Menge Kalorien verbrannt. Hinzu kommt, dass durch das Ganzkörpertraining keine Muskelberge zu erwarten sind, sondern schön geformte, straffe Muskeln. Zudem lässt sich ein Training, das nahezu ohne Geräte auskommt, optimal in den Alltag integrieren.

Fazit: Mit isoliertem Training werden einzelne Muskeln trainiert. Ziel ist es, maximale Muskelkraft aufzubauen. Mit funktionellem Training werden ganze Muskelketten trainiert. Ziel ist es, natürliche Bewegungen zu trainieren.

Vorteiles des Trainings mit dem eigenen Körpergewicht

Das Training mit dem eigenen Körpergewicht ist der Schwerpunkt beim funktionellen Training. Nehmen wir als Beispiel den klassischen Liegestütz: Hier ist neben der Schulter- und Armmuskulatur gleichzeitig die gesamte Rumpfmuskulatur aktiv, um den Körper während des Drückens entgegen der Schwerkraft stabil zu halten. Auch die Kniebeuge ist ein Musterbeispiel an funktioneller Bewegung und Aktivierung mehrerer Muskelketten gleichzeitig: Von den Fuß- über die Kniegelenke bis zu den Hüften werden Oberschenkelvorder- und -rückseite aktiviert. Zur Stabilisierung ist die Rumpfmuskulatur ebenso notwendig.

Wer gern unabhängig, überall und jederzeit trainieren möchte, dem bietet das Training mit dem eigenen Körpergewicht eine unglaubliche Vielfalt. Ob Kraft oder Ausdauer, Balance, Beweglichkeit oder Koordination – das Training kann an jede Zielsetzung angepasst werden, die Möglichkeiten sind vielfältig. Mit den Übungen in diesem Buch erhalten Sie eine große Auswahl, um nur mit dem eigenen Körpergewicht effektiv zu trainieren. Bei vielen Übungen lassen sich aber auch Gewichte integrieren wie Hanteln oder ein Trainingsband und nahezu jede Übung kann durch kleine Veränderungen intensiviert oder im Schwierigkeitsgrad gesteigert werden. Nur so werden Sie auch einen spürbaren Trainingsfortschritt erzielen. Dann spricht man von der sogenannten Progression – für die aber regelmäßiges Training Voraussetzung ist. Hier ein paar Beispiele anhand von bekannten Übungen, wie Progression funktioniert:

- **Die Hebelwirkung verändern:** Legen Sie beim Liegestütz die Knie auf dem Boden ab, ist zum einen der Hebel deutlich geringer, zum anderen müssen Sie weniger Kraft aufwenden als mit gestreckten Beinen.
- **Übungen einbeinig oder einarmig ausführen:** Bleiben wir beim Liegestütz. Heben Sie ein Bein an, wird der Liegestütz anspruchsvoller.
- **Den Körperschwerpunkt verändern:** Führen Sie den Liegestütz an der Wand aus, müssen Sie deutlich weniger Kraft aufwenden als am Boden, da Sie weniger gegen die Schwerkraft arbeiten. Stellen Sie die Füße hingegen auf eine Erhöhung, wird der Liegestütz deutlich intensiver, da Sie sich gegen die Schwerkraft nach oben drücken müssen – noch dazu mit einem verlagerten Körperschwerpunkt.
- **Für einen instabilen Untergrund sorgen:** Stützen Sie sich für den Liegestütz mit den Händen auf einem instabilen Untergrund ab, wie zum Beispiel auf zwei Bällen, spüren Sie, wie schwierig es ist, so die Stabilität zu halten.

Sie sehen, die Variationsmöglichkeiten sind vielfältig. Nur so wird das Training abwechslungsreich und effektiv, sodass Sie langfristig Erfolge erzielen werden.

Unsere grundlegenden Bewegungsmuster

Sie wissen bereits, wie wichtig es ist, sich im Alltag zu bewegen. Wir führen ständig unwillkürlich vielfältige Bewegungen aus. Für unsere Vorfahren standen Heben, Tragen und Ziehen, Gehen, Laufen und Springen, Drehen, Kriechen und Werfen auf der Tagesordnung. Dadurch ist unsere Anatomie, Physiologie und Psychologie über Millionen von Jahren geprägt worden. Diese Basisbewegungen sind Fähigkeiten, die unseren Vorfahren das Überleben sicherten. Heute setzen wir uns ins Auto und fahren zum Supermarkt, um uns dort mit den notwendigen Lebensmitteln zu versorgen. Damit aber diese Basisbewegungen nicht vollkommen verloren gehen, sollten sie so oft wie möglich trainiert werden. Sämtliche Übungen in diesem Buch sind deshalb in diese grundlegenden Bewegungsmuster unterteilt:

- Stabilität
- Drücken
- Ziehen
- Kniebeugen
- Hüftbeugen und -strecken
- Schnelligkeit und Plyometrie

Die Übungen decken weit mehr als nur den Bereich Kraft ab. Die sportmotorischen Fähigkeiten Ausdauer, Beweglichkeit und Schnelligkeit werden ebenso angesprochen. Vielleicht liegt genau hier der Grund, warum das Training dieser Bewegungen so guttut. Es ist nicht nur abwechslungsreich und macht Spaß, sondern trägt grundlegend zur Verbesserung des Körpergefühls bei.

Vor dem Trainingsstart lernen Sie die sechs Grundbewegungsmuster kennen, um bewusst zu machen,

1 WARUM diese Bewegung für unseren Körper aus evolutionärer Sicht nützlich ist
2 WAS diese Bewegung Ihnen für den Alltag bringt
3 WIE diese Bewegung im Trainingsprogramm umgesetzt wird

Info

Von den Kleinsten lernen

Babys kommen mit einer guten Beweglichkeit auf die Welt und entwickeln nach und nach mehr körperliche Fähigkeiten. Mit Rollen, Kriechen und Krabbeln geht es los, bis sie sich selbstständig bis in den Stand nach oben ziehen können. In dieser Phase bauen die Kleinen kontinuierlich Rumpfstabilität auf, bis sie sich letztendlich selbst stabilisieren können. Weiter geht es mit den ersten wackligen Schritten auf den Füßen, die sehr viel Balance erfordern. Später kommen Kniebeugen hinzu, die im Erwachsenenalter leider selten noch so geschmeidig aussehen, wie zu dieser Zeit. Diese Bewegungsentwicklung findet völlig frei und ohne Anleitung statt, denn wir sind von Natur aus mit einer gewissen Bewegungsintelligenz ausgestattet. Kleinkinder besitzen eine große, natürliche Motivation sich fortzubewegen und zu verbessern, denn sonst könnten sie nie selbstständig essen und laufen, beim Fangen spielen wegrennen und die Welt entdecken. Wir sollten uns diese Motivation wieder in den Kopf zurückrufen und das nicht erst, wenn es an allen Ecken und Enden beginnt zu zwicken und ziehen.

Stabilität

Wie bereits erwähnt, hat Stabilität, wie etwa die Rumpfstabilität beim Liegestütz, eine wichtige Bedeutung beim Functional Training. Sie ist die Grundlage für jede Art von Bewegung. Laut Definition wird Stabilität auch mit Bewegungskontrolle gleichgesetzt. Schauen wir uns das elementarste Bewegungsmuster, den aufrechten Gang – oder noch einfacher, unsere aufrechte Haltung – an. Ohne die Stabilisierungsarbeit unserer Muskeln, Knochen und Bänder und dem Zusammenspiel mit dem Nervensystem wäre es uns nicht möglich, aufrecht zu stehen.

Wenn wir von Stabilität sprechen, liegt der Fokus vor allem auf der Rumpfmuskulatur in unserer Körpermitte. Deren Hauptaufgabe ist das Aufrichten und die Stabilisierung in allen Lagen, sei es stehend, kniend oder liegend. Aus diesem Grund sollte die Bewegungskategorie „Stabilität" auf Ihrem Trainingsplan an erster Stelle stehen. Ist Ihre Körpermitte stabil, erhöht sich Ihre gesamte Körperspannung. Sie ist notwendig für weitere Übungen aus den anderen Kategorien, etwa für Zug- und Druckübungen. Diese erfordern neben der Kraft in Armen, Schultern und dem Rücken ein hohes Maß an Stabilität im Rumpf.

Mit der Körpermitte beziehungsweise mit dem Rumpf ist übrigens nicht nur Ihre Bauchmuskulatur gemeint. Dazu gehören auch die kleinen und großen Muskeln des Rückens, die Lendenmuskulatur und die Gesäß- und Hüftmuskulatur. Die Stabilität im Rumpf ist die Grundlage für jede kraftvolle Bewegung, denn über die Körpermitte – auch „Core" genannt – sind die oberen Extremitäten, die Arme und Schultern sowie der Kopf, mit den unteren Extremitäten, den Beinen und Füßen, verbunden. Jede Bewegung geht von dieser Mitte aus und wird von ihr koordiniert.

Info

Rückenschmerzen vermeiden

Rückenschmerzen gelten als das Volksleiden Nummer eins. Sicher haben auch Sie schon das ein oder andere Mal Schmerzen im Rücken verspürt. Fakt ist, dass Rückenschmerzen von einem nicht einwandfrei funktionierenden Muskel-Faszien-System herrühren. Daher verwundert es nicht, dass in zahlreichen Studien die positive Auswirkung von Bewegung bestätigt wurde. Denn oft ist es tatsächlich „nur" ein Bewegungsproblem. Die Frage ist nun: Wie können wir durch gezieltes Training so vorbeugen, dass es gar nicht erst zu Beschwerden kommt? Oft wird angenommen, dass beispielsweise bei Schmerzen im unteren Rücken es sinnvoll sei, genau diesen Bereich zu kräftigen. Doch das ist zu kurz gegriffen. In den meisten Fällen hilft das wenig, denn der Kern des Problems liegt nicht dort, wo der Schmerz zu spüren ist. Meist ist es sinnvoller, die muskulär oft defizitäre Körpervorderseite zu kräftigen und zu stabilisieren, also die Muskelspannung in der sowieso verspannten Rückenmuskulatur zu erhöhen.

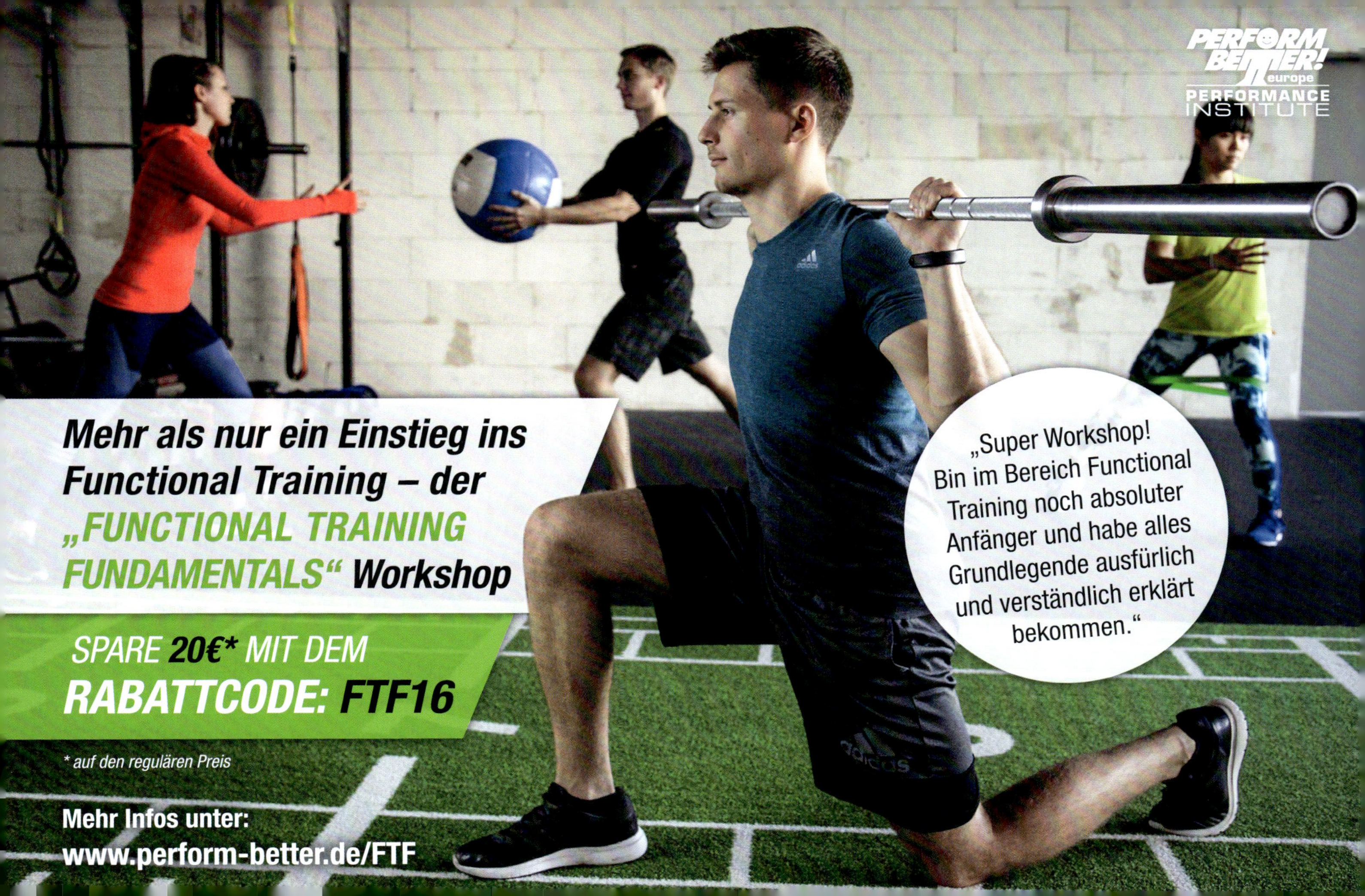

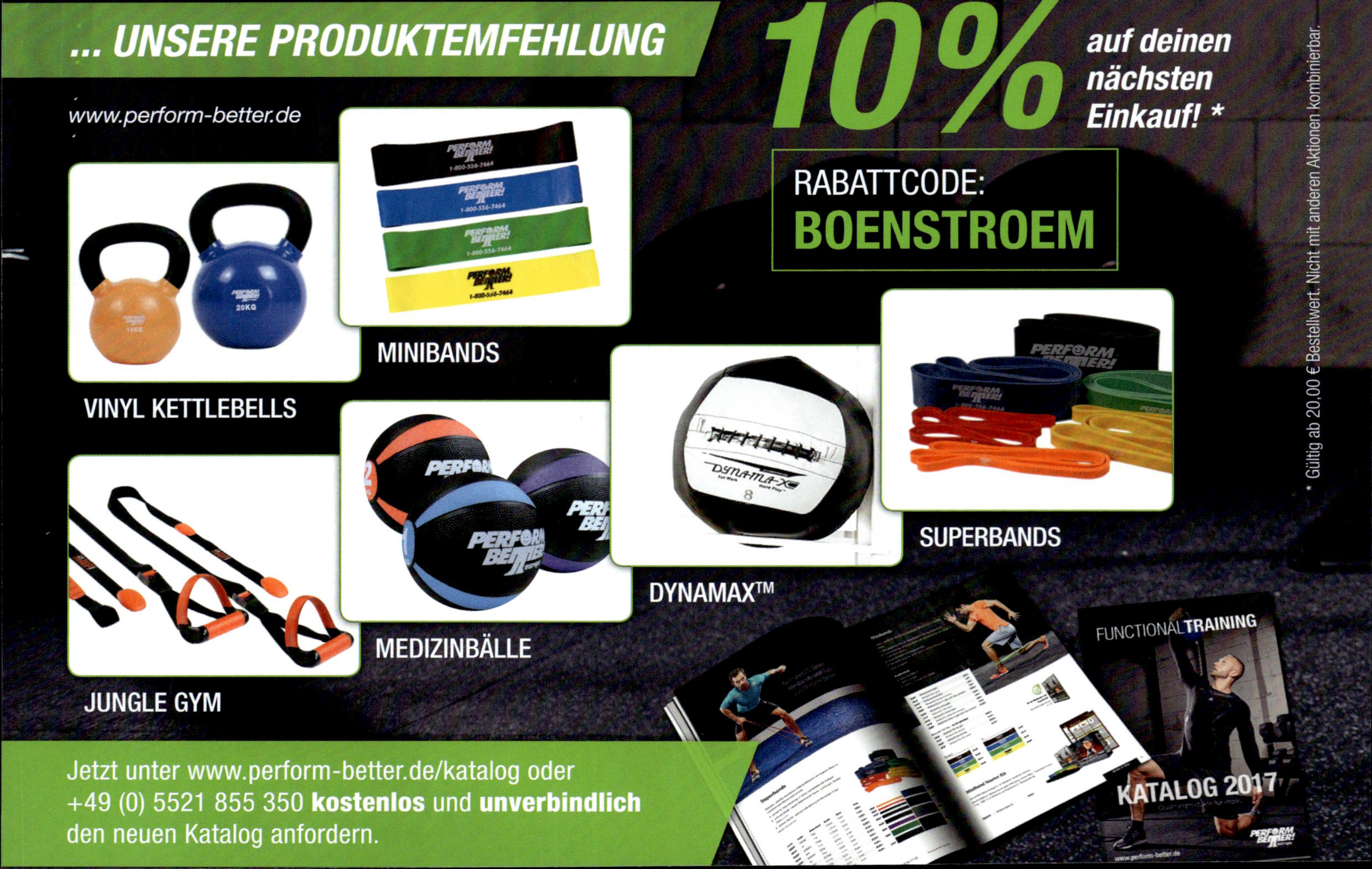

... UNSERE PRODUKTEMFEHLUNG
www.perform-better.de
10% auf deinen nächsten Einkauf! *
RABATTCODE:
BOENSTROEM
VINYL KETTLEBELLS
MINIBANDS
MEDIZINBÄLLE
DYNAMAX™
SUPERBANDS
JUNGLE GYM
FUNCTIONAL TRAINING
KATALOG 2017
Jetzt unter www.perform-better.de/katalog oder
+49 (0) 5521 855 350 **kostenlos** und **unverbindlich**
den neuen Katalog anfordern.
* Gültig ab 20,00 € Bestellwert. Nicht mit anderen Aktionen kombinierbar.

Info

Qualität vor Quantität

Sie werden merken, dass es oft gar nicht die Kraft ist, die die Bewegungen des Oberkörpers (Drücken oder Ziehen) schwierig machen, sondern vor allem die Mobilität beziehungsweise die Beweglichkeit in den Gelenken. In keinem Körperbereich schleichen sich durch unsere vermehrt sitzenden Tätigkeiten mehr Haltungsschwächen ein als im Schulter- und Wirbelsäulenbereich. Die Grundvoraussetzung für eine korrekte Bewegungsausführung ist deshalb eine ausreichende Mobilität und Stabilität. Steigern Sie daher nicht zu schnell den Schwierigkeitsgrad einer Übung. Starten Sie mit den Grundübungen und arbeiten Sie neben der Kraft auch an der Mobilität, um korrekt und technisch sauber zu trainieren.

Durch unsere überwiegend sitzenden, nach vornübergeneigten Tätigkeiten verkümmert die Muskulatur in unserer Körpermitte mehr und mehr, wir verlieren an Kraft, wodurch es zu Haltungsschwächen und Verspannungen kommt, da ein anderer Bereich im Körper versucht, diese „Schwäche" auszubalancieren. Langfristig sind Rückenschmerzen vorprogrammiert. Mit einem gezielten Stabilitätstraining arbeiten Sie dem entgegen. Die Übungen aus dieser Kategorie sorgen für eine starke Körpermitte, stabilisieren die aufrechte Haltung, tragen zur Verletzungsprophylaxe bei und wirken sich ganz nebenbei positiv auf die Bikinifigur aus.

Drücken

Druckübungen für den Oberkörper sind dadurch charakterisiert, dass sich bei der Bewegungsausführung die Hand von der Schulter wegbewegt. Dabei geht es in der Regel darum, ein Objekt vom Körper wegzudrücken, wie bei einem Wurf, oder den Körper von etwas wegzubewegen, wie beim Nach-oben-Drücken im Liegestütz. Das hört sich zunächst etwas alltagsfremd an, aber jeder von uns führt jeden Tag Drückbewegungen aus. Sie drücken sich beispielsweise aus einer sitzenden Position in den Stand. Wenn Sie einen schweren Einkaufswagen vor sich herschieben, drücken Sie ihn von sich weg. Für unsere Vorfahren war die wichtigste Drückbewegung, das Werfen eines Speers beim Jagen oder bei Kämpfen, überlebensnotwendig. Für uns hat es heute vor allem praktikable und vermutlich auch ästhetische Gründe, denn durch das Drücken werden die Brust- und Armmuskeln aktiv. Drückbewegungen beim Training sorgen für straffe Arme und eine feste Brustmuskulatur. Sie fallen Frauen im Vergleich zu Männern deutlich schwerer, da das Kraftpotenzial in den Schultern wesentlich geringer ausfällt. Mit ein paar Tricks lassen sich Druckübungen jedoch sehr gut variieren, sodass auch Einsteiger keine Angst vor Drückbewegungen haben müssen. Drückbewegungen werden in zwei Bewegungsmuster unterteilt:

1. **Vertikales Drücken:** Ein Gegenstand wird nach oben gedrückt.
2. **Horizontales Drücken:** Ein Gegenstand wird nach vorn gedrückt.

Nicht selten ist beispielsweise bei Über-Kopf-Bewegungen die Beweglichkeit des Schultergelenks ein limitierender Faktor, was sowohl den Bewegungsradius als auch das Kraftniveau einschränkt. Horizontale Drückbewegungen fallen in der Regel etwas leichter und können mit mehr Gewicht ausgeführt werden. Prinzipiell sollten beide Arten des Drückens trainiert werden. Defizite in der Mobilität sollten durch zusätzliche Mobilitätsübungen ausgeglichen werden.

Nicht selten ist beispielsweise bei Über-Kopf-Bewegungen die Beweglichkeit des Schultergelenks ein limitierender Faktor, was sowohl den Bewegungsradius als auch das Kraftniveau einschränkt. Horizontale Drückbewegungen fallen in der Regel etwas leichter und können mit mehr Gewicht ausgeführt werden. Prinzipiell sollten beide Arten des Drückens trainiert werden. Defizite in der Mobilität sollten durch zusätzliche Mobilitätsübungen ausgeglichen werden.

Info

Drücken und Ziehen in einem ausgeglichenen Verhältnis

Beide Bewegungsmuster sollten gleichmäßig trainiert werden, um das Kräfteverhältnis zwischen Brust- und Schultermuskulatur in Balance zu halten. Im Trainingsplan sollte deshalb zu jeder Druckübung auch mindestens eine Zugübung absolviert werden.

Ziehen

Das Ziehen ist die Gegenbewegung zum Drücken. Es geht in der Regel darum, entweder ein Objekt zum Körper heranzuführen, etwa wenn Sie ein Seil zu sich ziehen, oder den Körper an etwas heranzuziehen, wie das zum Beispiel beim Klimmzug der Fall ist. Dabei werden immer die Hände zu den Schultern bewegt. Unsere Vorfahren nutzten dieses Bewegungsmuster bei der Jagd, um das Erlegte nach Hause zu bringen oder zu ziehen, oder zum Klettern auf der Suche nach Nahrung. Heute nutzen wir viele Zugbewegungen im Alltag, etwa wenn wir einen schweren Gegenstand vom Boden hochheben, zum Beispiel eine Getränkekiste, oder etwas über den Boden ziehen. Unseren Körper ziehen wir im Alltag selten an etwas heran. Das ist wenn dann mit sportlichen Leistungen verbunden wie beim Klettern. Zugbewegungen werden in zwei Bewegungsmuster unterteilt:

1. **Vertikales Ziehen:** Es wird entweder ein Gegenstand von unten oder oben an den Körper gezogen oder man zieht sich an etwas heran (Klimmzug).
2. **Horizontales Ziehen:** Ein Gegenstand wird auf Schulterhöhe zum Körper herangeführt (Ruderbewegung).

Zugbewegungen trainieren die durch das nach vornübergeneigte Sitzen abgeschwächte Schulter- und Rückenmuskulatur und sind daher ein absolutes Muss für alle Vielsitzer. Vor allem horizontale Ruderbewegungen sind wichtig, um die Haltung zu verbessern und Verletzungen im Schulterbereich vorzubeugen.

Kniebeugen

Die Kniebeugebewegung ist eine der ersten Bewegungsmuster, die wir als Kind absolvieren, und eine der vielseitigsten. Einem Kind fällt die Kniebeuge noch leicht, da es beweglich und elastisch ist. Im Laufe des Lebens büßen wir aber an Beweglichkeit ein und uns fällt die Kniebeuge immer schwerer, da neben der Kraft auch Mobilität benötigt wird. In jeder Kultur sind seit Urzeiten kniende Bewegungen Teil des Alltags. In anderen Kulturen, vor allem im asiatischen Bereich, werden heute noch viele alltägliche Dinge in knienden Positionen ausgeführt, etwa das Zubereiten des Essens oder das Gebären von Kindern. In der westlichen Kultur werden Kniebeugen – wenn auch in einfacher Form – hauptsächlich dann ausgeführt, wenn wir uns auf einen Stuhl setzen oder etwas vom Boden aufheben. Dabei gibt es so viele Varianten an Kniebeugen. Ob mit beiden Beinen parallel stehend, in einer weiten Grätsche stehend oder im Ausfallschritt – im Übungsteil werden Ihnen zahlreiche Möglichkeiten vorgestellt, mit einer Grundübung zu beginnen und sich dann durch Progression an schwierigere Varianten heranzuarbeiten.

Offensichtlich ist, dass die Kniebeuge viel Kraft in den Beinen erfordert. Darüber hinaus sind auch die stabilisierenden Rumpfmuskeln und – je nach Variante – die Schultermuskeln beteiligt, was die Kniebeugebewegung zu einem sehr komplexen Bewegungsablauf macht. Letztendlich ist jede Kniebeugebewegung von der Mobilität in Sprunggelenk und Hüfte sowie von der Stabilität in Kniegelenk und Rumpf abhängig. Diese Komplexität macht die Kniebeugebewegung zu einem tollen Ganzkörpertraining mit dem Schwerpunkt Bein- und Gesäßmuskulatur.

Hüftbeugen und Hüftstrecken

Die Hüften stellen den Dreh- und Angelpunkt in unserem Körper dar, denn sie verbinden den Oberkörper mit dem Unterkörper und sind umgeben von den stärksten Muskeln und Sehnen in unserem Körper. Viele unserer Bewegungen haben ihren Ursprung in der Hüftbeugung beziehungsweise Hüftstreckung. Wenn Sie beispielsweise Ihr Kind auf den Arm nehmen, beugen Sie sich aus der Hüfte nach vorn und strecken sich aus der Hüfte auch wieder nach oben. Dasselbe tun Sie, wenn Sie nach vornübergebeugt Arbeiten verrichten und sich dann wieder aufrichten. Ihre Hüften sind ständig in Bewegung. Bei den hüftstreckenden Bewegungen arbeitet die gesamte rückwärtige Muskel-Faszien-Kette, also die Gesäßmuskeln, die rückwärtigen Oberschenkelmuskeln sowie die Rückenmuskeln.

Schnelligkeit und Plyometrie

Gehen, laufen, hüpfen, springen, sprinten, krabbeln oder kriechen – das sind zahlreiche natürliche Bewegungen, die uns in die Wiege gelegt wurden. Unsere Vorfahren mussten lange Strecken gehend zurücklegen, um an Nahrung zu kommen. Sie mussten rennen und sprinten, um vor natürlichen Feinden zu fliehen, über Stock und Stein hüpfen und unter Geäst hindurchkriechen, um sich durch Urwälder fortzubewegen. Wie viele dieser natürlichen Bewegungen absolvieren wir heute noch? Wann sind Sie das letzte Mal wirklich gesprungen, wann gekrabbelt? Das ist wahrscheinlich eine Ewigkeit her und wenn dann tun wir es nur in einem sehr geringen Ausmaß.

Diese früher natürlichen und vielfältigen Arten der Fortbewegung sind aus unserem heutigen „Bewegungswortschatz“ verloren gegangen und fallen, wenn wir sie dann doch einmal brauchen sollten, etwa beim Sprint zum Bus oder beim Fußballspielen mit den Kindern, schwer.

Im Functional Training sind Plyometrie (Schnell- und Sprungkraft) und Agilität (Aktionsschnelligkeit) ein entscheidender Bestandteil, um die Fortbewegungsvielfalt und deren Qualität zu verbessern. In der Kategorie „Schnelligkeit und Plyometrie“ sind zahlreiche Übungen versammelt und Bewegungen so kombiniert, dass das Herz-Kreislauf-System richtig in Schwung kommt. Außerdem sorgt ein solches Training auch dafür, dass die Fettverbrennung auf Hochtouren läuft.

Erfolgreiches Training hat simple Regeln

Um die Leistung zu steigern, genügt es nicht, einfach drauflos zu trainieren. Eine intelligente Steuerung des Trainings ist mindestens genauso

Info

Plyometrie und Agilität – was ist das?

Ein plyometrisches Training kann vereinfacht dargestellt als explosives Schnellkrafttraining bezeichnet werden. Hier stehen in erster Linie Sprungbewegungen im Vordergrund, die eine Übung zusätzlich sehr anstrengend machen. Man spricht dabei auch von einem reaktiven Krafttraining. Das bedeutet, dass ein Muskel zunächst in eine gedehnte Position (Ladephase) gebracht wird, bevor er sich in die entgegengesetzte Richtung zusammenzieht. Das Zusammenziehen eines Muskels wird als Kontraktion bezeichnet. Dabei entsteht ein viel größeres Kraftpotenzial als bei einer gewöhnlichen Muskelkontraktion, etwa bei einem Bizeps-Curl. Sie können sich das anhand eines Gummibands wie folgt vorstellen: Zuerst ziehen Sie das Gummiband auseinander, sodass es maximal gedehnt ist (Ladephase). Wenn Sie es dann loslassen, entsteht bei der Bewegung des Zusammenziehens (Kontraktion) eine enorme Energie, die als Bewegungsenergie beziehungsweise als Sprungkraft freigesetzt wird. In der Regel nutzt man bei dieser Art des Trainings Boxen, Kästen oder Bänke, um darauf zu springen.

Im Agilitätstraining stehen Aktionsschnelligkeit, Koordination und Bewegungsvielfalt im Vordergrund. Es ist ein sehr vielseitiges Training, das sowohl die Muskeln als auch das Herz-Kreislauf-System anspricht und Richtungswechsel, Balancetraining, Sprünge, Abbremsen und Reaktionsschnelligkeit miteinbezieht. Als Hilfsmittel werden oft Koordinationsleitern, Hürden oder Medizinbälle genutzt.

wichtig wie das Training an sich. Dazu gehört zum einen ein abgestimmter Aufbau der Trainingseinheiten, aber auch, wie ein solches Training gut in den Alltag passt. Nur wer wirklich einen guten Plan hat, trainiert effektiv. Die folgenden Empfehlungen sollen Ihnen helfen, das Training optimal vorzubereiten, sodass auch über die Übungsauswahl hinaus eine klare Struktur im Training vorhanden ist. Nichts ist demotivierender als viel zu trainieren, aber keinen Fortschritt zu erzielen. Wichtig ist vor allem die Qualität des Trainings, das heißt, eine saubere Ausführung der Übungen und maximale Leistung.

Die richtige Belastungsintensität für eine optimale Anpassung

Die Fähigkeit der Anpassung stellt beim Menschen eine Grundfähigkeit zum Überleben dar. Unser Körper ist ein hochintelligentes System, das wir durch eine intelligente Trainingsgestaltung sehr gut nutzen können. Wenn Sie bereits regelmäßig trainieren, sollten Sie Ihre Belastungsintensität, also den Trainingsreiz, kontinuierlich steigern, damit Sie Fortschritte erzielen. Denn wenn Sie sich immer auf dem gleichen Niveau bewegen und Ihr Körper keine „Herausforderung" meistern muss, bewegen Sie sich auf einem Trainingsplateau, auf dem kein Fortschritt mehr möglich ist. Es geht darum, die persönliche Komfortzone zu verlassen. Nur wenn Ihr Körper wirklich gefordert ist, Sie auch an Ihre Grenzen gehen, spricht man in der Trainingswissenschaft von einem ausreichenden Trainingsreiz. Bewegen Sie sich innerhalb Ihrer Komfortzone, ist der Trainingsreiz lediglich moderat. Sie werden sich nur sehr langsam verbessern und irgendwann komplett auf der Stelle treten. Jede Übung in Kapitel 2 enthält deshalb Varianten, um entweder die Übung schwieriger zu machen oder durch eine längere Belastungszeit die Intensität zu erhöhen. Ziel ist es, den Organismus herauszufordern, und das über ein Maß hinaus, das er vorher noch nicht gewohnt war. Ihr Körper baut nach einer solchen Einheit Kraft auf, um für die nächste Einheit gewappnet zu sein. Dadurch lässt sich die Leistungsgrenze immer mehr nach oben verschieben. Dieses Prinzip wird im Krafttraining auch Superkompensation genannt und kann ebenso auf das Functional Training, aber auch auf jede andere Form von Sport übertragen werden.

Erholung muss sein

Belastung und Erholung sind eine untrennbare Einheit auf dem Weg zum Trainingserfolg. Ohne Erholung kein Erfolg – so einfach lautet die Regel. Sie können es als das Yin und Yang der Trainingslehre betrachten. Nach einem intensiven Training benötigt Ihr Körper eine Pause, um erholt und gestärkt wieder durchstarten zu können, denn Training hinterlässt Spuren im Körper. Während der Erholungsphase tankt der Körper wieder Energie, Mikroverletzungen in der Muskulatur werden vom Körper selbstständig repariert und Stoffwechselendprodukte abtransportiert. Setzen Sie die Intensität des Trainings mit der Erholung in Relation: Nach einer sehr intensiven Einheit benötigt Ihr Körper eine längere Erholung als nach einer geringen Belastung. Das Gleiche gilt für das Leistungsniveau. Als Einsteiger sollten Sie Ihrem Körper etwas mehr Erholung gönnen. Je trainierter Sie sind, desto schneller erholt sich Ihr Körper nach dem Training.

Dabei kann die Erholung ganz unterschiedlich aussehen. Ein heißes Bad, schwitzen in der Sauna oder eine wohltuende Massage sind die optimale passive Erholung. Sie können sich aber auch mit einem entspannten Spaziergang oder einer extra Dehneinheit erholen und entspannen – hier spricht man von einer aktiven Erholung. Eine Dehneinheit direkt nach dem Training wirkt sich positiv auf die Regeneration aus. Egal für welche Variante Sie sich entscheiden – genießen Sie sie.

Eine sinnvolle Belastungssteigerung

Ohne Steigerung der Intensität und des Schwierigkeitsgrads der Übungen werden Sie auf der Stelle treten, da Ihr Körper durch das Training an Leistungsfähigkeit gewinnt, also stärker wird. Deshalb ist eine Progression sinnvoll und notwendig. In allen Bewegungskategorien finden Sie Übungen mit drei Schwierigkeitsgraden, sodass Sie mit der Zeit Ihr Trainingsniveau steigern können.

Im klassischen Krafttraining wäre eine Belastungssteigerung ganz einfach das Erhöhen der Gewichte. Aber auch im Functional Training ergeben sich viele Möglichkeiten, eine Übung schwieriger zu gestalten. Nehmen wir als Beispiel die Kniebeuge. Sie werden die Kniebeuge zunächst als Basisübung beidbeinig trainieren, die Arme locker an den Hüften oder nach vorn gestreckt. Als Steigerung kann die Position der Arme verändert werden, um eine andere Hebelwirkung zu erzielen, beispielsweise, indem Sie die Arme während der Ausführung nach oben strecken und sie dort halten oder dynamisch mitnehmen. Im weiteren Verlauf Ihres Trainings können Sie mit zusätzlichen Hilfsmitteln arbeiten wie Hanteln oder Miniband, die Kniebeuge auf instabilem Untergrund ausführen oder einbeinig trainieren. Werden Sie selbst kreativ und steigern Sie so Ihre Trainingsmöglichkeiten, damit es nicht langweilig wird.

Abwechslung ist wichtig

Egal ob beim Training oder im Alltag – mit Abwechslung erreichen Sie nicht nur Ihr Trainingsziel schneller, es macht auch viel mehr Spaß. Das bedeutet jedoch nicht, jeden Tag andere Übungen auszuführen. Es geht vielmehr darum, das Training in regelmäßigen Intervallen zu variieren, denn ein und der selbe Trainingsreiz über einen längeren Zeitraum führt letztendlich zu einer Stagnation, denn der Körper passt sich nach einigen Wochen an. Abwechslung können Sie auf ganz unterschiedliche Art und Weise in Ihr Training bringen:

1. Erhöhen Sie die Trainingseinheiten, die Übungsanzahl sowie den Schwierigkeitsgrad von Woche zu Woche.
2. Verändern Sie die Übungsauswahl in einem bestimmten Rhythmus, zum Beispiel alle zwei Wochen.
3. Setzen Sie Schwerpunkte, indem Sie zum Beispiel bestimmte Übungen für die Beine oder den Bauch kombinieren.
4. Verändern Sie die Bewegungsgeschwindigkeit, Stichwort: Plyometrie.

Regelmäßigkeit bringt Fortschritt

Trainieren Sie regelmäßig und kontinuierlich, um das vorhandene Leistungsniveau zu erhalten und zu verbessern. Absolvieren Sie als Einsteiger zu Beginn zwei Trainingseinheiten pro Woche – und das wirklich konstant über mindestens drei Wochen. Ihr Körper gewöhnt sich durch die Regelmäßigkeit viel besser an die Belastungen und Sie werden feststellen, dass Sie sich bald steigern können. All die unterschiedlichen Systeme in unserem Körper, wie Stoffwechsel, Enzyme, Muskel-Skelett-System, Nerven und viele mehr passen sich ebenfalls an. Das metabolische System, unser Stoffwechsel zum Beispiel, passt sich relativ schnell an. Dafür genügen bereits zwei bis drei Wochen regelmäßiges Training. Für Veränderungen im Bereich der Muskeln, Sehnen und Bänder sind allerdings längere Belastungszeiten von mindestens sechs Wochen nötig, um spürbare Verbesserungen zu erreichen. Für den Einstieg sind zwei bis drei Trainingseinheiten pro Woche optimal – am besten mit mindestens einem Tag Pause dazwischen. Wenn Sie merken, dass Sie bereits stärker, ausdauernder oder leistungsfähiger sind, können Sie die Erholungszeiten jederzeit anpassen und auch vier bis fünf Trainingseinheiten pro Woche absolvieren.

Die Individualität beachten

Beachten Sie, dass die körperliche Anpassung nicht nur von den bereits genannten Kriterien abhängig ist. Jeder Körper tickt anders und auch die Auswirkungen des Trainings machen sich in unterschiedlicher Form bemerkbar. Viele andere Faktoren wie Alter, Genetik, Schlaf, Ernährung und Stress beeinflussen das Training ebenfalls.

Je nach Trainingsziel ist auch die Übungsauswahl eine andere. Damit Sie Trainingsschwerpunkte setzen können, sind die Trainingspläne in Kapitel 3 eine gute Basis. Je mehr Trainingserfahrung Sie haben, desto individueller können Sie Ihre Programme zusammenstellen. Individualität heißt auch, bei eventuellen gesundheitlichen Einschränkungen oder besonderen Bedürfnissen das Trainingsprogramm anzupassen. So sollten Sie bei Rückenschmerzen aufgrund einer mangelnden Stabilität im Rumpf vermehrt Übungen aus der Kategorie „Stabilität“ in Ihr Training integrieren.

So sieht Ihre Trainingseinheit aus

Ein effektives Training benötigt eine sinnvolle Struktur. Sie können sich die Gestaltung eines Trainingsprogramms wie das Backen eines Kuchens vorstellen. Für einen schmackhaften Kuchen benötigen Sie ein schlüssiges Rezept mit den richtigen Zutaten und der richtigen Mengenangabe. Ähnlich verhält es sich auch beim Zusammenstellen von Trainingseinheiten. Die Übungen sollten sinnvoll ausgewählt und Ihrem Trainingsziel entsprechend ausgewählt werden. Klassischerweise wird ein Training wie folgt aufgebaut:

1. Trainingsvorbereitung durch Aufwärmen und Mobilisation der Gelenke
2. Individueller Übungsteil
3. Einleitung der Regeneration durch Dehnen

Sie werden merken, dass Ihnen der Übungsteil viel leichter fällt, wenn Sie vorab den Körper aufgewärmt und auf die Belastung vorbereitet haben. Und genauso wird es auch mit dem Dehnen sein: Danach werden Sie viel entspannter Ihre wohlverdiente Erholungsphase antreten. Alle drei Teilbereiche einer Einheit ergänzen sich und werden nur so zu einer perfekten Trainingseinheit.

Starten Sie mit einer Mobilisation

Ihr Training sollte stets mit einem dynamischen funktionellen Warm-up beginnen. Nehmen Sie sich fünf bis zehn Minuten Zeit, sich auf die kommende Belastung vorzubereiten. Die ausgewählten Übungen ab Seite 38 mobilisieren alle wichtigen Gelenke von Kopf bis Fuß und aktivieren wichtige Muskelpartien wie die Gesäß-, Hüft-, Rumpf- und Schultermuskulatur. Das Aufwärmen ist außerdem die Grundlage für ein leistungsfähiges Training.

Ihr individueller Trainingsteil

Nach dem Warm-up starten Sie mit den für Sie passenden Übungen – je nach Trainingsziel. Während die meisten Krafttrainingsprogramme so aufgebaut sind, dass bestimmte Körper- oder Muskelpartien gekräftigt werden, können Sie mit den Übungen in Kapitel 2 ab Seite 49 den gesamten Körper sehr effektiv trainieren. Sämtliche Übungen sind in die bereits genannten Bewegungsmuster beziehungsweise -kategorien unterteilt, damit Sie während des Trainings alle grundlegenden Bewegungsmöglichkeiten abdecken. Ihr Trainingsprogramm sollte deshalb aus jeder Kategorie mindestens eine Übung enthalten.

1 Starten Sie mit Übungen aus der Kategorie „Stabilität". Hier lernt Ihr Körper, eine Grundspannung aufzubauen, da es viele statische Positionen sind, die Haltearbeit erfordern. Zudem verbessert sich dadurch Ihre Körperhaltung und Sie sind besser für die darauffolgenden Übungen aus den anderen Kategorien vorbereitet.
2 Es folgen Kraftübungen aus den Kategorien „Ziehen", „Drücken" „Kniebeugen" und „Hüftbeugen und -strecken".
3 Sie können anschließend noch eine plyometrische Powereinheit einbauen, die Ihren Stoffwechsel ordentlich in Schwung bringt.

Wiederholungen und Sätze

Damit eine Trainingseinheit sinnvoll aufgebaut wird, sind bestimmte Wiederholungen notwendig. Die Wiederholungszahl gibt an, wie oft eine Bewegung (Übung) wiederholt wird, bevor Sie eine Pause einlegen oder zur nächsten Übung übergehen. Im Kraftausdauerbereich geht man von 15 bis 20 Wiederholungen bei moderatem Gewicht aus. Sie werden jedoch schnell feststellen, dass gerade die Übungen mit eigenem Körpergewicht deutlich intensiver sind als eine Übung mit leichten Gewichten, beispielsweise mit 1,5- bis 2-Kilo-Hanteln. Ein klassisches Beispiel wäre wieder der Liegestütz. Um beispielsweise 10 bis 15 Wiederholungen technisch einwandfrei ausführen zu können, bedarf es eines intensiven kontinuierlichen Trainings. Deshalb ist es sinnvoll, mit wenigen Wiederholungen oder auch einfacheren Varianten zu starten.

Sätze geben an, wie oft Sie eine bestimmte Anzahl an Wiederholungen einer Übung ausführen. Beachten Sie dabei, dass viele Übungen auf beiden Körperseiten ausgeführt werden müssen. Wenn Sie zum Beispiel den dynamischen Seitstütz auf der rechten Seite ausführen, wiederholen Sie dieselbe Anzahl auf der anderen Seiten. Ein Satz ist deshalb erst dann absolviert, wenn beide Seiten trainiert sind. Generell sind zwei bis drei Sätze je Übung empfehlenswert.

Wenn Sie in den Trainingsplänen ab Seite 128 Angaben finden wie „3 x 10", ist damit gemeint, dass Sie dreimal zehn Wiederholungen dieser Übung absolvieren. Das sind drei Sätze einer Übung.

Die Belastungszeit

Bei Übungen wie dem Unterarmstütz oder dem Seitstütz, deren Position gehalten wird, gibt es keine Wiederholungen. Hier ist die Belastungszeit das Maß. Bei Kraftausdauerbelastungen liegt die

Belastungszeit zwischen 45 und 120 Sekunden, die sich je nach Leistungsniveau ergibt. Für das Stoppen der Belastungszeit können Sie einen speziellen Intervalltimer nutzen. Das Ende der individuell eingestellten Belastungszeit wird mit einem akustischen Signal wiedergegeben. Mittlerweile gibt es auch für Smartphones und Tablets bereits unterschiedliche Apps, die Sie als akustischen oder visuellen Timer einsetzen können.

Zum Abschluss: dehnen

Ihr Training sollte nicht mit der letzten Übung aus dem Haupttrainingsteil abrupt enden. Nehmen Sie sich am Schluss Zeit, mit gezielten Übungen die Regeneration einzuleiten, um so einen ruhigen und entspannten Ausklang zu finden. Die Dehnübungen ab Seite 120 entspannen alle wichtigen Muskelpartien. Ziel ist es, primär die Beweglichkeit zu verbessern. Gleichzeitig sorgt die ruhige Trainingskomponente dafür, dass sich das vegetatives Nervensystem nach einer intensiven Trainingseinheit wieder beruhigt: Herzschlag und Atmung normalisieren sich, der Blutdruck sinkt und die Verdauung wird angeregt.

Sie können die Dehnübungen aber auch als eigenständiges Beweglichkeitsprogramm betrachten und diese an den trainingsfreien Tagen zusätzlich durchführen. Langfristig werden Sie die positiven Effekte in Bezug auf Ihre Beweglichkeit spüren.

Info

Warum Beweglichkeit so wichtig ist

Ihre Beweglichkeit hat nicht nur Einfluss auf den Bewegungsspielraum Ihrer Gelenke beim Training, sondern auch darauf, wie Sie sich im Alltag bewegen und vor allem fühlen. Haben Sie auch manchmal das Gefühl, sich einfach mal strecken und recken zu wollen? Sie werden spüren, dass dieses Strecken beziehungsweise Dehnen Ihr Wohlbefinden steigert, denn nichts schränkt uns mehr in unserer Freiheit ein als Bewegungsdefizite. In jungen Jahren fällt das meist noch nicht auf, im Laufe der Zeit kommen jedoch zwei Aspekte zum Tragen:

1. Mit zunehmendem Altern verlieren die Sehnen und Bänder ganz automatisch an Elastizität.
2. Der grundsätzliche Bewegungsmangel in unserer Zivilisationsgesellschaft trägt ihren Teil dazu bei, dass unelastische Muskeln, Sehnen und Bänder zu Funktionseinschränkungen führen.

Langfristig resultieren daraus ungesunde Bewegungsmuster – Dysbalancen –, die der Körper wiederum versucht auszugleichen, was über kurz oder lang zu weiteren „Baustellen" in unserem Körper führt. Ein regelmäßiges Beweglichkeitstraining in Form von Dehnübungen oder Mobilitätsübungen trägt dazu bei, den Körper flexibel und geschmeidig zu halten, sodass die Muskeln und Gelenke ökonomisch, gleichmäßig und funktionell arbeiten können.

Fakten, die Sie als Frau beachten sollten

Die Frage, ob Frauen anders trainieren sollten als Männer, stellt sich immer wieder. Die konstitutionellen Unterschiede fallen ja direkt ins Auge. Im Durchschnitt sind Frauen um 10 bis 15 Zentimeter kleiner und um 15 bis 20 Kilo leichter als Männer. Die weibliche Figur ist im Vergleich zur männlichen V-Form deutlich „rumpfbetonter". Es lässt sich auch nicht abstreiten, dass Männer über mehr Muskelmasse verfügen und dadurch die Absolutkraft, also das höchstmögliche Kraftpotenzial der Muskulatur, bei Frauen geringer ausfällt. Dennoch sind die Unterschiede geringer als Sie vielleicht vermuten werden. Betrachten wir zum Beispiel die Muskulatur: Im Vergleich zu den Männern unterscheiden sich die Muskeln der Frauen lediglich in der Größe – die Anzahl, der Aufbau und die Arbeitsweise der Muskulatur ist bei Mann und Frau identisch. Frauen haben aufgrund der Anatomie in der Regel eine geringere Oberkörperkraft, daher fallen Übungen wie Liegestütz oder Klimmzug anfangs deutlich schwerer. In diesem Buch werden Sie daher viele Varianten finden, die Ihnen den Einstieg ins Training etwas erleichtern. Es gibt trotzdem einige weibliche Besonderheiten.

Die weibliche Anatomie

Frauen haben deutlich schmalere Schultern und dafür ein breiteres Becken als Männer. Im Durchschnitt macht das Becken einer Frau ca. 55 Prozent der Rumpflänge aus, beim Mann sind es nur ca. 48 Prozent. Bei der Frau sind auch die Beckenknochen breiter und weniger steil gestellt. Durch das breite Becken kommt es oft zu einer typischen X-Bein-Stellung. Daher sollten Frauen, bei denen das zutrifft, besonders bei Kniebeugeübungen auf eine gerade Achse achten – von den Fußgelenken über die Knie bis zu den Hüften. Der Körperschwerpunkt ist bei Frauen dadurch weiter nach unten verlagert. Das kann bei Kniebeugen ein Vorteil sein; bei Übungen wie dem Liegestütz ist es ein Nachteil. Ein weiterer Fakt, der beim Liegestütz hinzukommt, ist die im Vergleich zum Becken geringe Schulterbreite.

Weibliche Gelenke sind beweglicher, aber auch anfälliger

Die Gelenke der Frau sind im Allgemeinen beweglicher als die der Männer. Durch das weibliche Hormon Östrogen wird in der Muskulatur deutlich mehr Wasser und Fett eingelagert, was dazu führt, dass Frauen tendenziell ein elastischeres Muskel-Bindegewebe haben. Nicht selten kommt es allerdings auch zu extremer Beweglichkeit, der sogenannten Hypermobilität, die letztendlich zu Verletzungen führen kann. Auffallend ist auch, dass vor allem in Teamsportarten bei Frauen ein bis zu sechsfach höheres Knieverletzungsrisiko festgestellt werden konnte. Umso wichtiger ist es, dass Frauen Muskulatur aufbauen und diese auch erhalten, um die Gelenke zu stabilisieren.

Das Zusammenspiel von Hormonen und Muskeln

Jede Art von Training, vor allem aber das Krafttraining, formt definitiv den Körper. Die Angst, dass Frauen durch Krafttraining mit Gewichten Berge von Muskeln aufbauen, ist absolut unbegründet. Der weibliche Körper ist aufgrund seines Hormonhaushalts gar nicht für ein starkes Muskelwachstum ausgelegt. Hierin liegt der kleine, aber feine Unterschied zum Mann: Frauen haben weniger körpereigene Androgene, das sind die männlichen Geschlechtshormone wie zum Beispiel Testosteron, das den Muskelaufbau fördert. Frauen produzieren 10- bis 20-mal weniger dieses muskelaufbauenden Stoffes. Es liegt also in der Natur der Sache, dass Frauen einen geringeren Muskelzuwachs erzielen als Männer. Im Gegensatz dazu produziert der weibliche Körper deutlich mehr Östrogene –weibliche Sexualhormone, die den Aufbau von zu viel Muskelmasse verhindern, aber leider für einen höheren Fettgewebsanteil sorgen. Der erhöhte Fettgewebsanteil und der eher geringe Muskelanteil haben zur Folge, dass der Grundumsatz, also der Energieverbrauch in Ruhe, bei Frauen durchschnittlich geringer ausfällt als bei Männern – ein Grund mehr, die Muskeln beim Training nicht zu vernachlässigen.

Weiblicher Zyklus und Wechseljahre

Der weibliche Körper durchläuft im Laufe des Lebens einen ständigen Wandel. In der Pubertät sorgen die Hormone dafür, dass man zur Frau wird, nach den Wechseljahren sinkt der Östrogenspiegel wieder ab. Zwischendrin sind es eventuell eine Schwangerschaft, die die Hormone verrückt spielen lässt. Zu allem Überfluss hält uns auch noch unser Monatszyklus in der Zeit zwischen Pubertät und Wechseljahren auf Trab. Nicht selten nehmen die Schwankungen Einfluss auf unsere Leistungsfähigkeit und unser Gemüt. Bekannt ist vor allem das PMS (Prämenstruelles Syndrom). Der Östrogenspiegel sinkt nach dem 21. Tag der Periode deutlich und sorgt für teils mehr, teils weniger ausgeprägte körperliche und psychische Veränderungen. Gerade dann tut Sport gut und hilft, aus dem Stimmungstief wieder herauszukommen. Natürlich sollten Sie in dieser Zeit die Belastung anpassen. An solchen Tagen empfiehlt sich ein Workout mit einer etwas geringeren Belastung.

Anders verhält es sich in der zweiten Zykluswoche, in der Phase vor dem Eisprung. In dieser Phase steigt der Östrogenspiegel wieder an und mit ihm auch die Ausschüttung des Botenstoffs Östradiol, der den Eiweißaufbau begünstigt. In dieser Zeit wirken sich intensive Trainingseinheiten also besonders günstig auf den Muskelaufbau aus. Aber auch in den Wechseljahren sollten Sie trotz Hitzewallungen, Gewichtszunahme oder Kopfschmerzen nicht auf Sport verzichten. Das Training verbrennt Kalorien, macht den Kopf frei und baut wertvolle Muskulatur auf. Zudem beugt regelmäßiges Training auch Osteoporose im Alter vor.

Trainieren trotz Schwangerschaft?

Eine Schwangerschaft ist definitiv eine Ausnahmesituation für den Körper. Doch Sie müssen Ihr gewohntes Training deswegen nicht komplett aufgeben. Ganz im Gegenteil, wenn Sie ein paar Grundregeln beachten, können Sie sogar bis kurz vor der Geburt etwas für Ihre und die Gesundheit des Kindes tun. Denn regelmäßiges Training hält Sie fit, reduziert Wassereinlagerungen und vermindert schmerzhafte Rückenprobleme.

- Moderate Ausdauereinheiten wie Walking oder Schwimmen und leichtes Krafttraining sind bestens geeignet und sogar empfehlenswert.
- Ab der 21. Woche sollten Sie Ihre geraden Bauchmuskeln nicht mehr dynamisch trainieren, wie zum Beispiel mit dem klassischen Crunch. Steigen Sie dann auf statische Übungen um.
- Die schrägen und seitlichen Bauchmuskeln können problemlos weiterhin moderat trainiert werden.

- Auch die Kräftigung der Beine und des Rückens ist definitiv empfehlenswert, um fit zu bleiben und der Belastung durch das zusätzlich zu tragende Gewicht des wachsenden Babys im Bauch entgegenzuwirken.
- Generell gilt, das Training an den Verlauf der Schwangerschaft anzupassen. Bedenken Sie in Sachen Sicherheit, auch feste Schuhe zu tragen, damit Sie nicht umknicken. Der Grund: Das Schwangerschaftshormon Gestragen sorgt für ein lockeres Bindegewebe, um das Becken auf die Schwangerschaft vorzubereiten.

Im Hinblick auf die Übungen in diesem Buch sollten Sie sich deshalb während einer Schwangerschaft auf die Kategorien „Kniebeugen", „Hüftbeugen und -strecken", „Ziehen" und „Drücken" konzentrieren und aus den Kategorien „Stabilität" und „Schnelligkeit und Plyometrie" unter Beachtung der genannten Punkte einzelne geeignete Übungen auswählen.

Setzen Sie die Theorie in die Praxis um

Von der Theorie geht es nun in die Praxis. Bevor Sie durchstarten, finden Sie vorab noch ein paar hilfreiche Tipps und Tricks, wie Sie sich und Ihr Zuhause fit machen für das Training. Los geht es mit der richtigen Körperhaltung und der korrekten Ausrichtung der Gelenke, damit Sie gesund, ökonomisch und vor allem langfristig mit Spaß und Erfolg trainieren. Anschließend erfahren Sie, wie Sie mit einfachen Tricks Ihr Zuhause in einen funktionellen Trainingsbereich verwandeln können – ohne viel Geld für teure Geräte ausgeben zu müssen.

Die richtige Körperhaltung

Ein bewusst ausgerichteter aufrechter Stand entlastet die Gelenke und verleiht Ihnen Stabilität und Standfestigkeit. Für die ideale Standposition beginnen wir bei den Füßen, denn Sie sind das tragende Fundament des gesamten Körpers. Von dort wandern wir den gesamten Körper nach oben, denn nur wenn alle „Bausteine" gut übereinanderstehen, können die Muskeln energiesparend arbeiten. Lesen Sie die folgenden Punkte immer mal wieder während des Trainings und auch im Alltag zwischendurch aufmerksam durch. Nutzen Sie sie wie eine Checkliste. Nach und nach werden Sie sämtliche Punkte so verinnerlichen, dass eine aufrechte Haltung zur Selbstverständlichkeit wird.

1. Die Fußspitzen zeigen nach vorn oder leicht nach außen. Die Fußinnenseiten stehen parallel zueinander. Die Füße sind hüftbreit geöffnet, sodass sie direkt unter den Knien beziehungsweise unter den Hüften sind. Verteilen Sie das Körpergewicht gleichmäßig auf beide Füße.
2. Ihre Knie sollten senkrecht über den Fußgelenken stehen und nicht komplett durchgestreckt sein. Achten Sie darauf, dass die Knie nicht nach außen oder innen knicken, um eine sogenannte X-Bein-Stellung zu vermeiden.
3. Halten Sie Ihr Becken in einer neutralen Position. Aktivieren Sie dazu die Gesäßmuskulatur und ziehen Sie den Bauchnabel leicht in Richtung Wirbelsäule, sodass Sie eine gewisse Grundspannung in der Bauchmuskulatur spüren. Dadurch bekommt auch Ihr Becken mehr Stabilität.
4. Heben Sie das Brustbein nach vorn oben an, als würden Sie auf dem Brustbein stolz eine glänzende Medaille präsentieren wollen.

Gleichzeitig lassen Sie die Schultern nach hinten unten sinken. Aktivieren Sie die Schultermuskulatur und ziehen Sie die Schulterblätter bewusst zueinander und nach unten.

5 Die Arme befinden sich seitlich locker am Körper; die Handflächen zeigen zum Körper.

6 Bringen Sie von unten nach oben bewusst Länge in Ihren Körper, indem Sie sich vorstellen, dass jemand Sie am Hinterkopf an einer unsichtbaren Schnur nach oben in Richtung Decke zieht. Der Nacken fühlt sich lang an und das Kinn zeigt leicht nach vorn unten.

Es ist wirklich erstaunlich, wie viele Details es zu beachten gilt. Wenn Sie sich nicht ganz sicher sind, ob Ihr Körper wirklich symmetrisch ausgerichtet ist, üben Sie vor einem Spiegel oder lassen Sie jemanden unabhängig beurteilen, ob die genannten Punkte alle umgesetzt sind. Die Vorteile einer aufrechten Körperhaltung liegen auf der Hand:

- weniger Verspannungen
- ökonomische Bewegungen
- eine geringere Belastung der Gelenke

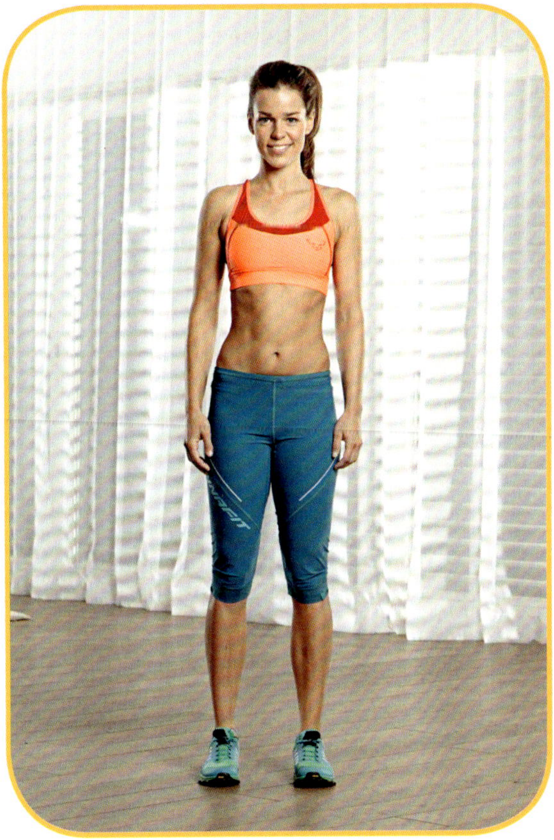

Von vorn betrachtet sind die Füße hüftbreit geöffnet und parallel.

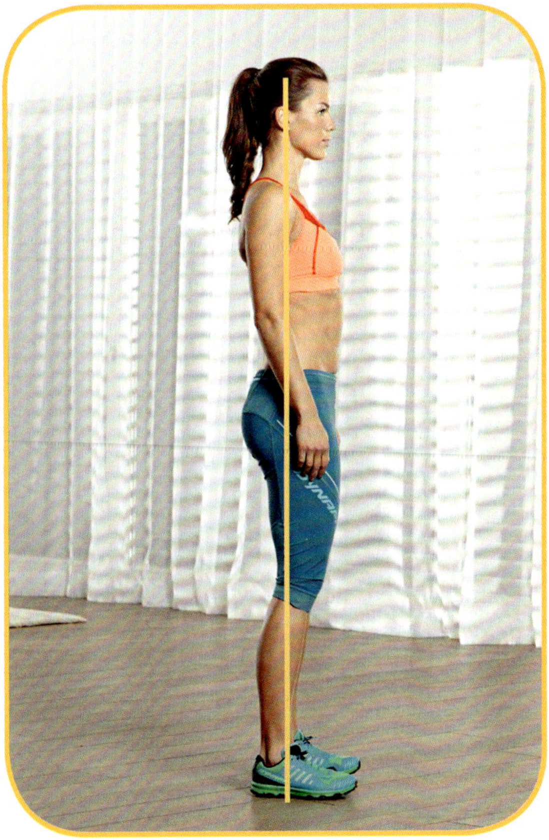

Von der Seite betrachtet befinden sich Mittelfuß, Knie, Hüfte, Schulter und Ohr in einer Linie.

- mehr Leistungsfähigkeit
- eine stabile Körpermitte
- eine selbstbewusste Ausstrahlung

Auch in den Stützpositionen Haltung zeigen

Das Trainieren mit dem eigenen Körpergewicht frei von Geräten hat viele Vorteile, aber auch den Nachteil, dass es kein Gerät oder keine Maschine gibt, die die korrekte Ausrichtung der Gelenke fixiert beziehungsweise stabilisiert. Hinzu kommt, dass wir im Functional Training viele stützende Positionen mit den Händen auf dem Boden einnehmen. Das ist zunächst ungewohnt, denn wir sind es nicht gewohnt, mit den Händen auf dem Boden zu stützen oder zu krabbeln. Die Hauptarbeit verrichten in der Regel unsere Beine und Füße, wodurch die Handgelenke, Arme und Schultern relativ wenig stabilisiert werden müssen. Um zu veranschaulichen, wie Sie auch in Stützpositionen Haltung bewahren, hier die wichtigsten Punkte von der Liegestützposition aus betrachtet:

1 Die Handgelenke sind schulterbreit geöffnet, sodass sie sich direkt unter den Schultern befinden. Spreizen Sie die Finger so weit wie möglich, denn die Hände bilden das Fundament und tragen einen großen Teil des Körpergewichts. Drücken Sie die ganze Handfläche in den Boden. Achten Sie darauf, dass auch der Bereich zwischen Zeigefinger und Daumen Kontakt zum Boden hat.
2 Die Arme sind gestreckt. Die Ellbogengelenke zeigen zum Körper, die Ellbogenbeugen weisen nach vorn. Dadurch rotieren die Schultern automatisch nach außen.
3 Wenn Sie nun die Schulterblätter noch bewusst weg von den Ohren ziehen, sind die Schultern zentriert und stabil.
4 Richten Sie den Blick nach unten, sodass sich der Kopf in Verlängerung der Halswirbelsäule

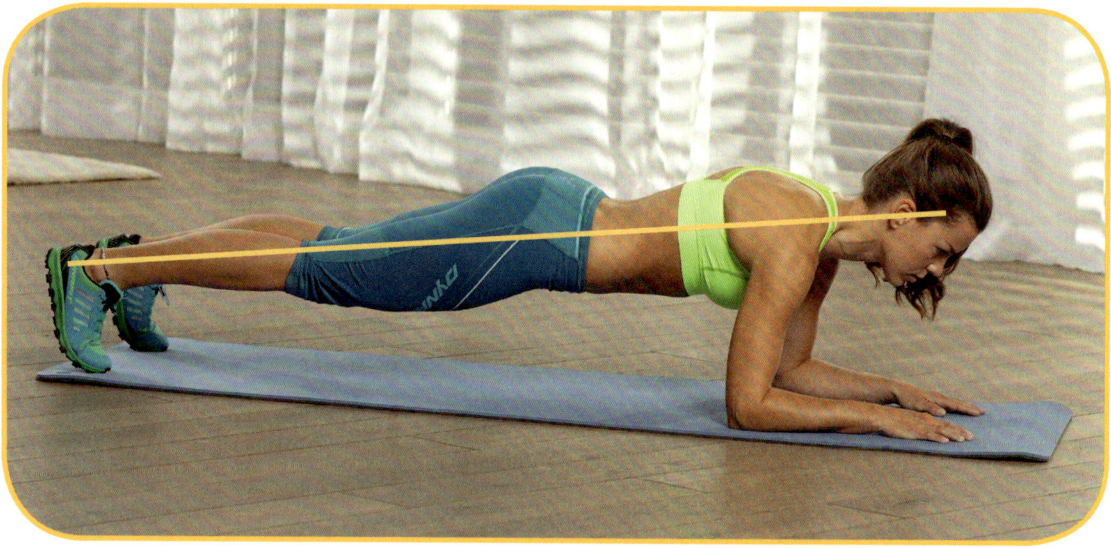

In der Liegestützposition befinden sich alle wichtigen Gelenke in einer Linie.

befindet.

5 Bringen Sie den Rumpf und das Gesäß auf Spannung, denn nur so können Sie Ihr Becken oben halten. Durch die Stabilisierung und Aktivierung von allen Seiten arbeiten Sie der Schwerkraft entgegen, um den Körper in einer Linie zu halten. Wie beim aufrechten Stand befinden sich – von der Seite betrachtet – Ferse, Knie, Hüfte, Schulter und Ohr in einer Linie.

Diese Basics gelten ebenso für alle anderen Stützpositionen wie den Seitstütz oder den Unterarmstütz. Da im Functional Training die Stützhaltungen meistens Teil einer dynamischen Bewegung sind, ist es nicht immer möglich, die Ausrichtung hundertprozentig nachzuvollziehen. Üben Sie deshalb zwischendurch immer wieder die perfekte Stützposition und machen Sie sich die Ausrichtung der Gelenke bewusst, um sie irgendwann zu verinnerlichen.

Schluss mit schmerzhaften Handgelenken

Schmerzende Handgelenke in den Stützpositionen sind oft ein Zeichen von Überbelastung oder Fehlbelastung der Bandstrukturen in diesem Bereich. Die Hand und die Handgelenke bestehen aus einer Vielzahl von kleinen Knochen und werden über Bänder mit den Unterarmknochen Elle und Speiche verbunden und stabilisiert. Bei den Stützpositionen kommt es zu einem 90-Grad-Winkel zwischen Hand und Unterarm. Eine ungewohnte Position, in der die Bänder stark gedehnt werden, was in manchen Fällen zu Schmerzen führen kann. Hier ein paar Tipps, mit denen Sie dem entgegenwirken können:

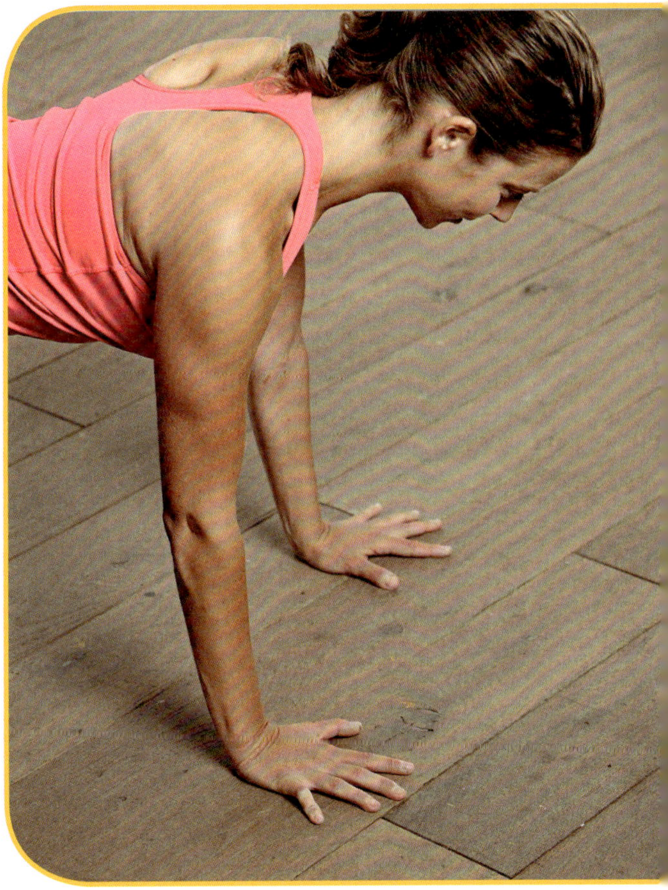

Spreizen Sie die Finger weit und drücken Sie die ganze Handfläche in den Boden.

1 Mobilisieren Sie vor der Belastung die Handgelenke in alle Richtung durch.

2 Variieren Sie das Stützen, indem Sie sich nicht auf den Handflächen, sondern auf den geballten Fäusten abstützen. Dadurch sind die Handgelenke nicht abgeknickt, sondern gerade und stabil.

3 Liegestützgriffe können ebenfalls für eine Entlastung sorgen.

Das Wohnzimmer wird zum Fitnessstudio

Grundsätzlich können Sie die Übungen in diesem Buch an jedem Ort der Welt durchführen – ob auf Reisen, draußen im Park oder in Ihrem Fitnessstudio. Sicherlich werden Sie auch viel zu Hause trainieren, denn es ist praktisch und zeitsparend, das eigene Heim zu nutzen. Richten Sie sich Ihren Trainingsplatz zu Hause gezielt ein. Für Ihr Training benötigen Sie nicht unbedingt professionelles Equipment. Ihr Haushalt bietet wahrscheinlich schon eine Vielzahl möglicher „Ersatzgeräte".
Für die Zugbewegungen nutzen Sie einen Tisch oder eine Türklinke, an der Sie sich mithilfe eines Handtuchs heranziehen. Ein Handtuch sollten Sie beim Training immer zur Hand haben – nicht nur, um den Schweiß abzuwischen. Handtücher sind das ideale „Trainingsgerät" für alle Zugbewegungen und werden auch im Bereich Agilität genutzt, als instabile Unterlage, Koordinationsleiter auf dem Boden oder als gleitende Unterlage auf Laminat. Wasserflaschen – gefüllt mit Wasser oder Sand – sind ein prima Ersatz für Hanteln. Benötigen Sie ein schwereres Gewicht zum Heben, bieten sich gefüllte Rucksäcke an. Den Rucksack können Sie beispielsweise vor dem Körper tragen oder mit gestreckten Armen vor sich halten, etwa bei Kniebeugen. Dadurch wird die Übung schwieriger.

Was Sie zusätzlich benötigen

Ihr zusätzliches Trainingsequipment ist sehr überschaubar. Optimal wäre ein Aerobic-Step oder eine andere Art von Hocker. Solche Erhöhungen sind sehr gut geeignet, um die Intensität mancher Übungen zu variieren, beispielsweise den Beckenlift in einer erhöhten Position. Durch die Erhöhung lässt sich der Hebelarm entweder verkürzen (die Übung ist weniger anstrengend) oder auch verlängern (die Übung ist etwas anstrengender). Für die Zugübungen ist ein Gymnastikband ideal. Für manche Übungen können Sie jederzeit ein Miniband einsetzen, zum Beispiel bei Kniebeugen mit erhobenen Armen, indem Sie das Miniband straff halten. Dieses und das Gymnastikband sind für wenig Geld online oder im Sportfachhandel erhältlich. Für Übungen am Boden ist zudem eine Gymnastikmatte von Vorteil. Es könnte aber auch der Teppich im Wohnzimmer als Trainingsfläche dienen.

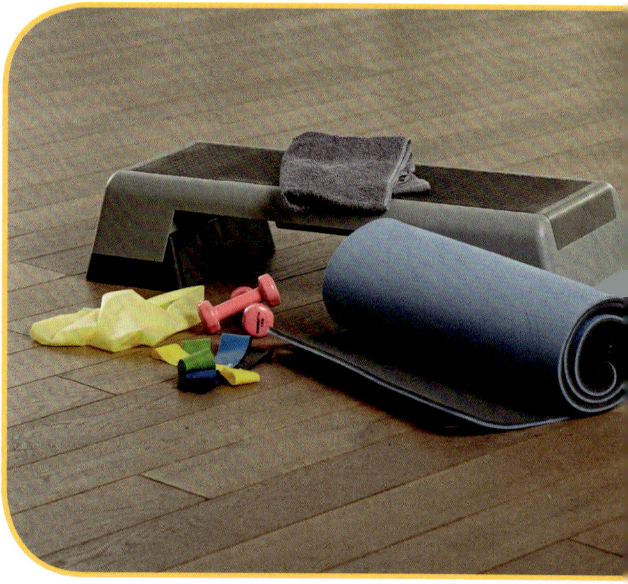

Für Ihr Training zu Hause benötigen Sie nur wenige zusätzliche Geräte.

Training hat einfache Regeln

Bevor es nun wirklich ans Trainieren geht, hier noch ein paar allgemeine Regeln, die Sie beherzigen sollten, damit das Training Spaß macht und Sie Verletzungen vermeiden.

Überfordern Sie sich nicht!

Starten Sie zunächst mit den Basisübungen. Das Erlernen der Basisübungen ist die Grundlage für Ihren späteren Trainingserfolg. Beginnen Sie – besonders als Einsteiger – mit den einfachen Übung, um sich dann an die komplexeren heranzuwagen. Durch diese langsame Progression (Steigerung) entwickeln Sie mehr Bewegungsqualität und Sicherheit in der Ausführung.

Trainieren Sie im klassischen Aufbau!

Auch wenn Sie ein enges Zeitfenster haben, vernachlässigen Sie nicht das Warm-up am Anfang und das Dehnen am Ende einer jeden Trainingseinheit. Die Übungen – oder besser gesagt die Bewegungen – im Functional Training erfordern nicht nur Kraft, sondern auch Beweglichkeit. Wenn Sie die Gelenke auf die kommende Belastung nicht vorbereiten, fallen Ihnen einige Übungen sicherlich deutlich schwerer als sie eigentlich sind. Zudem erhöhen Sie dadurch die Verletzungsanfälligkeit.

Hören Sie auf Ihren Körper!

Es gibt immer mal Tage, an denen Ihnen wahrscheinlich die nötige Energie fehlt und Sie spüren, dass Sie nicht so leistungsfähig sind. Passen Sie an solchen Tagen das Training an Ihre Gefühlslage an oder pausieren Sie einen Tag mehr, damit Sie energievoller in die nächste Trainingseinheit gehen. Wenn Sie krank sind, ist ein Training ohnehin tabu. Gerade bei einer Grippe, bei Fieber und akuten Schmerzen steht die Erholung im Vordergrund.

Info

Sicher trainieren

- Legen Sie vor dem Training Schmuck und eventuell auch Ihre Brille zur Seite.
- Tragen Sie feste Schuhe beim Training, um einen stabilen Stand und guten Halt zu haben.
- Schauen Sie sich den Bereich, in dem Sie trainieren möchten, genau an und räumen Sie vorsichtshalber einige Gegenstände zur Seite, sodass Sie genügend Platz für die Übungsausführung haben.
- Sorgen Sie für ein gutes Raumklima und trinken Sie während des Trainings genügend.
- Wenn Sie Übungen mit zusätzlichen Geräten auswählen, kontrollieren Sie, ob diese in Ordnung sind. Ein Theraband sollte beispielsweise keine Risse aufweisen.
- Trainieren Sie die stützenden Übungen auf einer Gymnastikmatte, um die Druckbelastung auf den Knien und Händen so gering wie möglich zu halten.
- Trainieren Sie immer entsprechend Ihrem Leistungsniveau. Überfordern Sie sich nicht mit zu anspruchsvollen Übungen. Es gilt immer: Qualität vor Quantität!

2

80 FUNKTIONELLE ÜBUNGEN

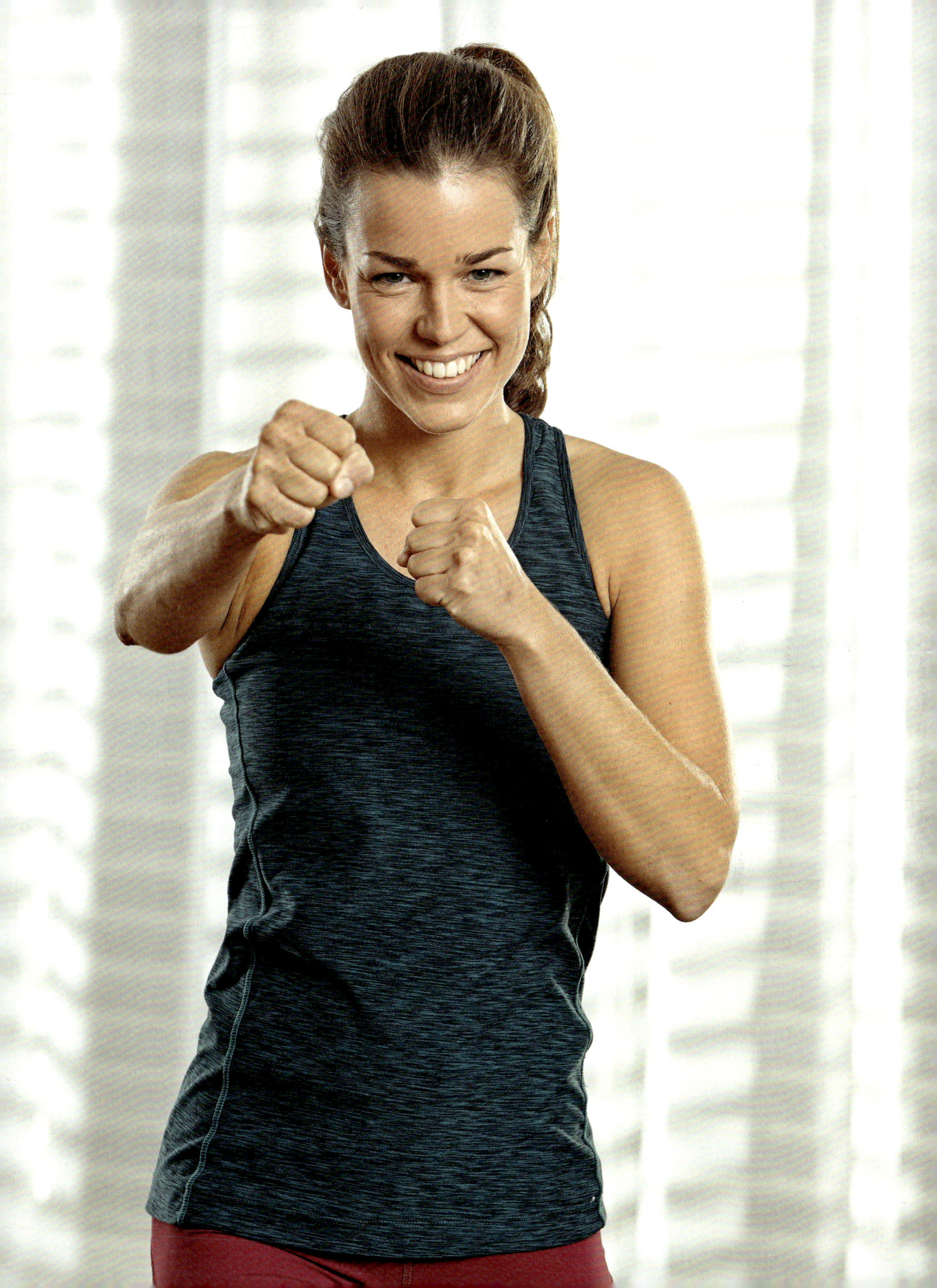

Die passenden Übungen für Ihr Trainingsziel

Alle Übungen sind so sortiert und gekennzeichnet, dass sich jeder Trainierende für sein Fitnessniveau und seine Zielsetzung schnell zurechtfindet. Sie haben in Kapitel 1 bereits die grundlegenden und natürlichen Bewegungsmuster kennengelernt. Functional Training ist ganz auf diese alltagsnahen Bewegungsarten ausgelegt, daher sind alle Übungen in diese sieben Kategorien unterteilt. So trainieren Sie Ihren Körper umfassend und können gezielt Schwerpunkte setzen. Eine Hilfestellung bieten Ihnen die Trainingspläne in Kapitel 3 ab Seite 128.

Innerhalb der Kategorien sind die Übungen zusätzlich nach Schwierigkeitsgraden sortiert mit Ausnahme der Mobilisation. Diese Übungen werden immer durchgeführt. Als Einsteiger starten Sie mit den einfachen Grundübungen. So erlernen Sie die korrekte Bewegungsausführung und können sich voll auf Ihre Haltung und die Ausrichtung der Gelenke konzentrieren. Mit fortgeschrittener Fitness und mehr Erfahrung werden die Übungen komplexer und schwieriger, sodass Sie sich bis zum höchsten Schwierigkeitsgrad langsam herantasten können.

Die Übungen sind wie folgt gekennzeichnet:

leicht ●○○

Wählen Sie als Einsteiger die mit einem Punkt gekennzeichneten Übungen.

mittel ●●○

Diese Übungen sind für Fortgeschrittene geeignet, denen die Einsteigerübungen bereits recht leicht fallen oder die bereits ein gutes Fitnesslevel besitzen.

schwer ●●●

Diese Übungen wählen Sie, wenn Sie die fortgeschrittenen Übungen nicht mehr fordern oder Sie bereits ambitionierte Sportlerin sind.

Zahlreiche Übungen enthalten **TIPPS** zur Bewegungsausführung, damit diese noch besser gelingt. An der einen oder anderen Stelle werden Sie **HINWEISE** und nützliche Informationen zur Körperhaltung, zum Tempo oder zur Muskulatur finden, damit Sie Ihr Wissen vertiefen können.

MOBILISATION

Starten Sie das Training mit einem Warm-up

Vorbereitung ist alles. Die Mobilisationsübungen sind Ihr Start in das Training. Mit den Übungen bewegen Sie den Körper von Kopf bis Fuß durch. Diese funktionelle Art des Aufwärmens hat nichts mit statischen Dehnübungen zu tun, sondern soll Ihren Körper in Schwung bringen und auf die Belastung vorbereiten.

Führen Sie diese Übungen für mindestens 30 bis 45 Sekunden aus, um die gewünschte Wirkung zu erzielen. Werden Bewegungen zu beiden Seiten absolviert, schließen Sie den Seitenwechsel direkt an. Sie wiederholen die Bewegung also immer direkt auf der anderen Seite und wechseln so ständig zwischen den Seiten hin und her.

Schulterkreisen

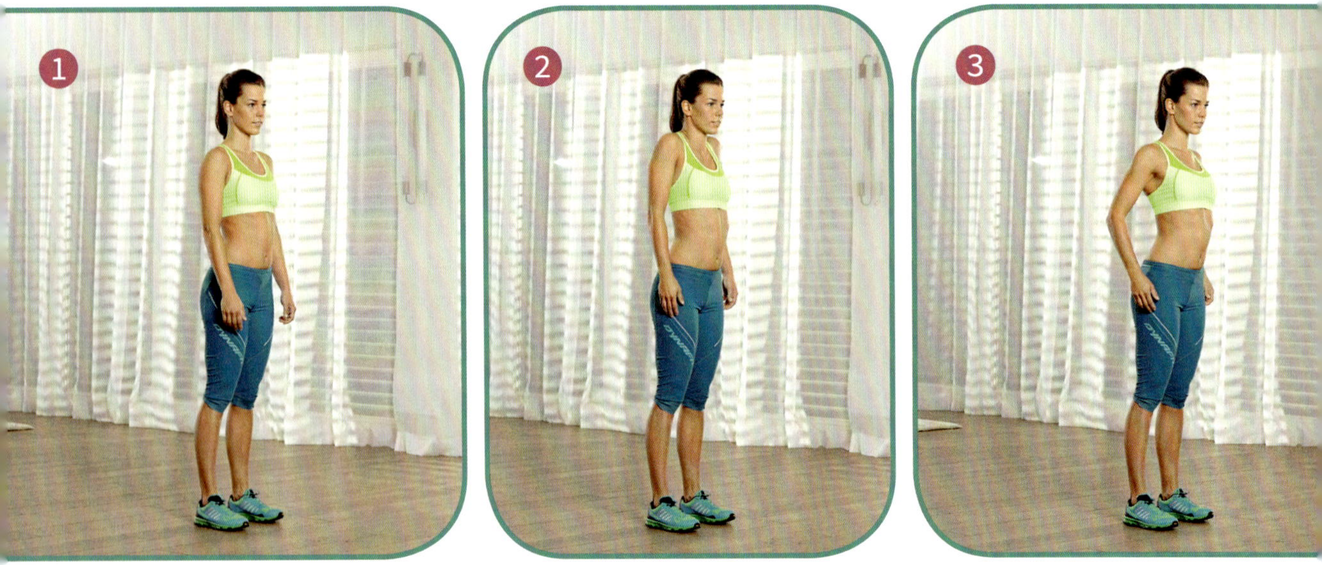

1 Nehmen Sie einen aufrechten Stand ein. Lassen Sie die Arme locker hängen.

2 Beginnen Sie das Schulterkreisen, indem Sie die Schultern nach vorn und dann weiter nach oben ziehen.

3 Dann führen Sie die Schultern bewusst nach hinten und unten. Von hier beginnen Sie den nächsten Kreis, indem Sie die Schultern wieder nach vorn und nach oben ziehen.

HINWEIS
Lassen Sie während des Kreisens Kopf und Halswirbelsäule aufrecht, richten Sie den Blick nach vorn.

Wechselseitige Schulterrotation

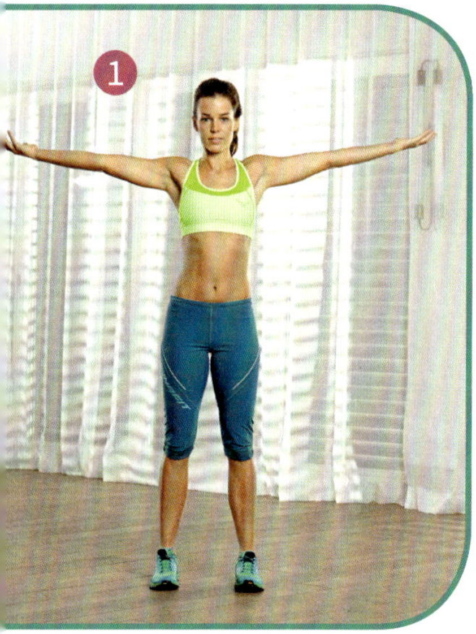

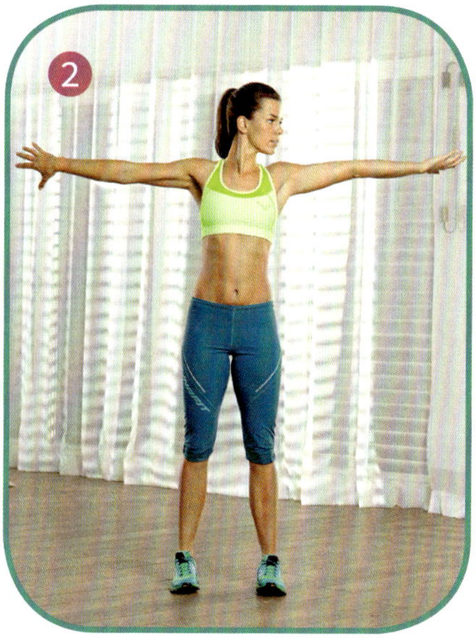

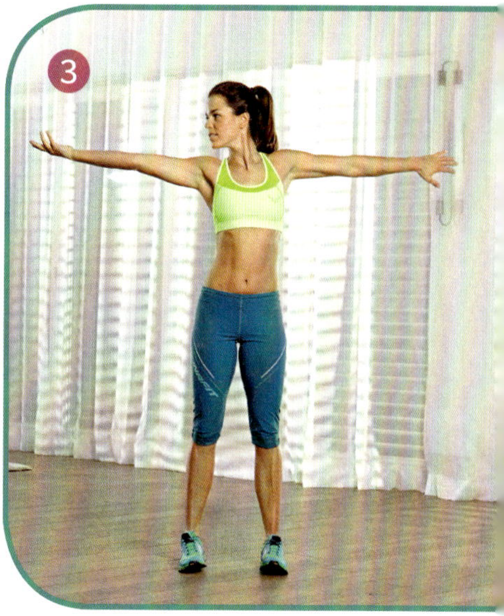

1 Nehmen Sie einen aufrechten Stand ein. Strecken Sie die Arme auf Schulterhöhe zur Seite aus und drehen Sie beide Handflächen nach oben, sodass die Daumen nach hinten weisen.

2 Beginnen Sie die wechselseitige Rotation, indem Sie die rechte Schulter nach innen rotieren, sodass die komplette Hand einmal mitdreht und die rechte Handfläche schräg nach hinten oben zeigt. Gleichzeitig rotieren Sie die linke Schulter nach außen, sodass die linke Handfläche ein kleines Stück weiter nach hinten zeigt. Drehen Sie dabei den Kopf zur rechten Seite, also zu jener Schulter, die eine Innenrotation macht.

3 Wechseln Sie in einer fließenden Bewegung zur anderen Seite: Die linke Handfläche dreht komplett nach hinten oben, die rechte über oben nach hinten. Der Kopf dreht nach links.

HINWEIS

Die Bewegung erfolgt komplett aus den Schultern.

Oberkörperkreisen

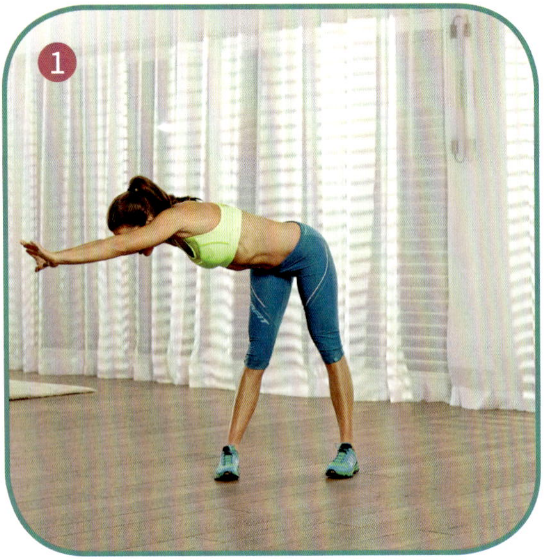

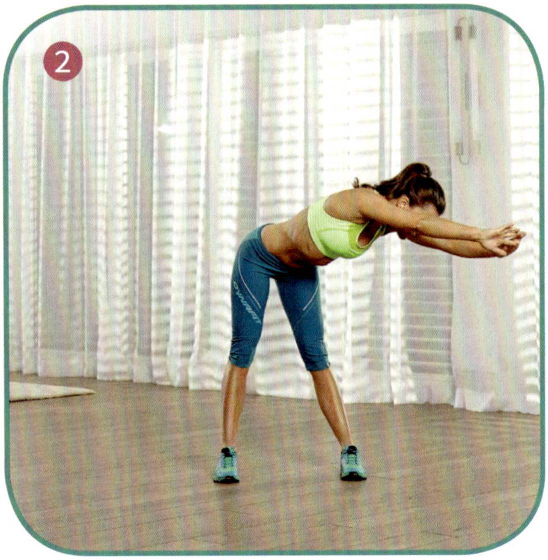

1. Stellen Sie sich mit etwas mehr als schulterbreit geöffneten Füßen aufrecht hin. Strecken Sie beide Arme nach oben. Dann beschreiben Sie mit dem Oberkörper einen großen Kreis, indem Sie sich zuerst zur rechten Seite neigen.

2. Kommen Sie über vorn unten zur linken Seite und wieder nach oben zurück. Anschließend wiederholen Sie die Bewegung in die andere Richtung.

Tiefer Ausfallschritt mit Rotation

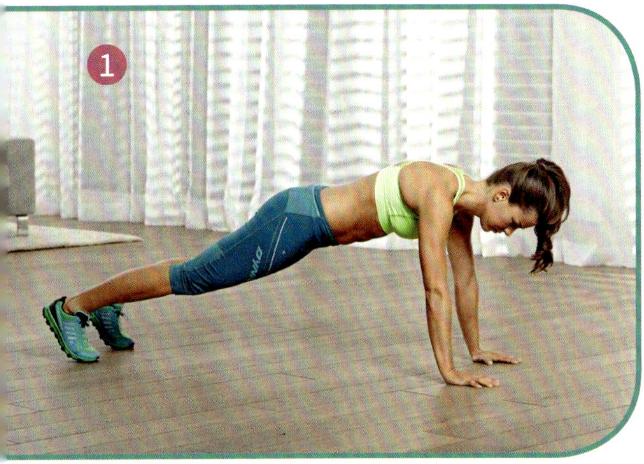

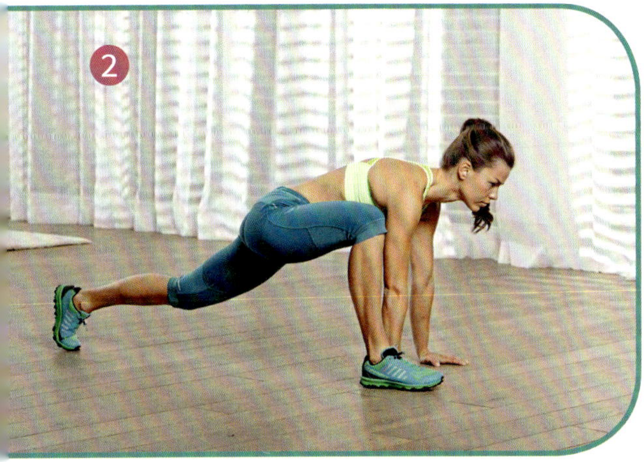

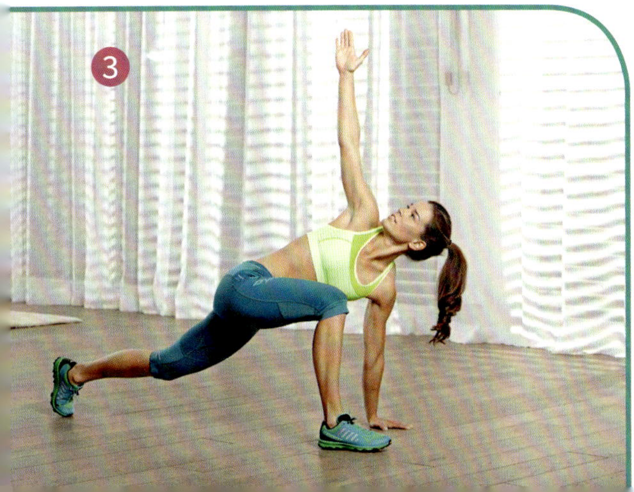

1 Nehmen Sie die Liegestützposition – auch hohe Planke genannt – ein. Die Hände sind schulterbreit geöffnet, die Schultern befinden sich direkt über den Handgelenken. Aktivieren Sie die Bauchmuskeln, damit das Becken nicht nach unten absinkt. Lassen Sie den Nacken lang.

2 Heben Sie nun das Becken etwas nach oben an und stellen Sie den rechten Fuß auf der Außenseite der rechten Hand ab.

3 Dann drehen Sie den Oberkörper zur rechten Seite auf und führen den rechten Arm gestreckt nach oben. Ziehen Sie die rechte Schulter weit nach hinten. Ihr Blick wandert nach oben zu den Fingerspitzen der rechten Hand. Kommen Sie über den gleichen Weg wieder zurück in die hohe Planke und wechseln Sie zur anderen Seite.

Krabbeln in das umgedrehte V

1. Nehmen Sie einen hüftbreiten Stand ein und rollen Sie sich nach unten ab, bis Sie die Handflächen auf den Boden setzen können. Beugen Sie die Knie etwas an, wenn Sie die Hände noch nicht mit gestreckten Beinen aufsetzen können. Verlagern Sie das Gewicht etwas nach vorn und wandern Sie mit den Händen nach vorn. Dabei rollen Sie die Hände über die komplette Handfläche ab.

2. Wandern Sie so weit nach vorn, bis Sie sich in der umgedrehten V-Position befinden. Der Oberkörper und die Beine bilden zusammen mit dem Boden ein gleichseitiges Dreieck.

3. Laufen Sie dann mit den Füßen nach vorn zu den Händen.

4. Wenn Sie wieder in der Vorbeuge angekommen sind, wiederholen Sie die Übung aus dieser Position und bewegen sich so fort.

HINWEIS

Achten Sie darauf, dass Sie den Kopf entspannt lassen, wenn Sie in der Vorbeuge sind.

TIPP

Bleiben Sie für zwei bis drei Atemzüge in der umgedrehten V-Position (Bild 2), um die Beinrückseiten zu strecken und den Oberkörper zu öffnen. Strecken und beugen Sie im Wechsel die Knie und schieben Sie dabei die Fersen bewusst in den Boden, um die Beinrückseiten dynamisch zu mobilisieren.

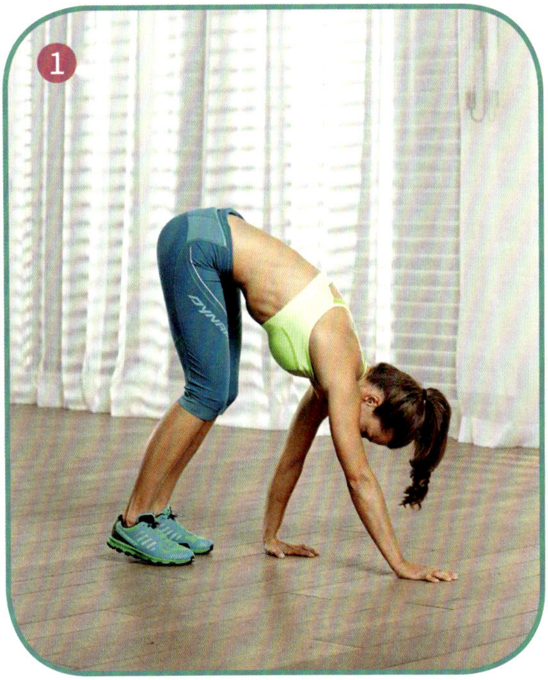
1

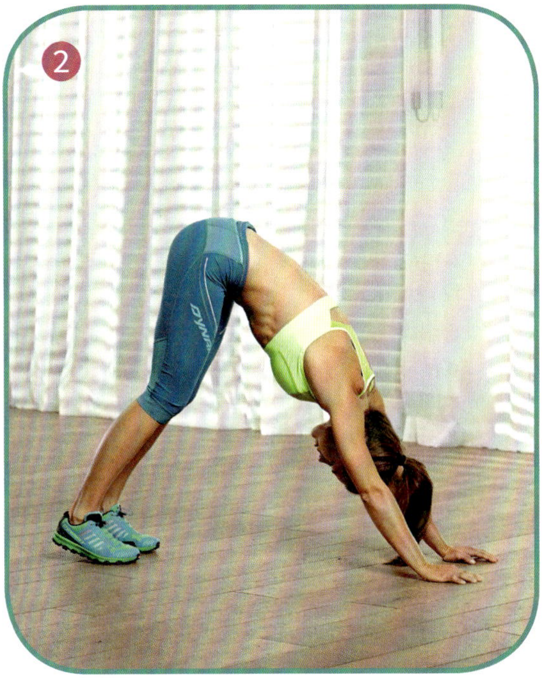
2

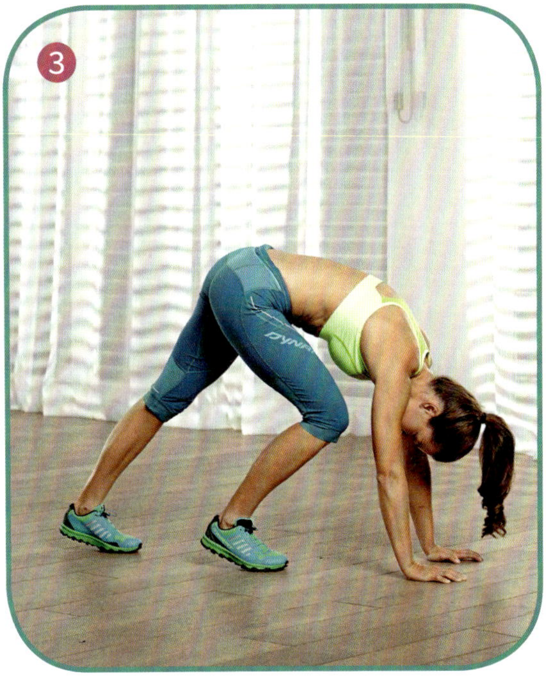
3

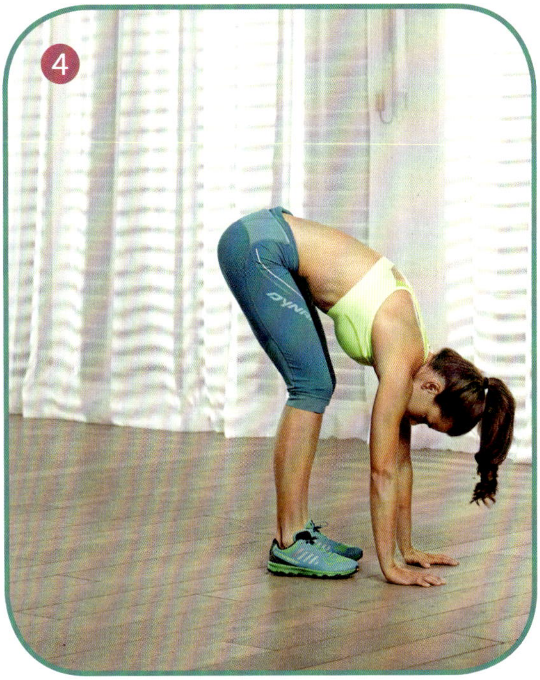
4

Tiefe dynamische Hocke

1. Nehmen Sie einen aufrechten Stand ein. Die Füße sind mehr als schulterbreit geöffnet. Die Fußspitzen zeigen leicht nach außen.
2. Kommen Sie mit lang gestrecktem Oberkörper nach vorn in die Vorbeuge. Greifen Sie mit den Fingern die Fußspitzen, lassen Sie die Beine dabei möglichst gestreckt. Wenn das nicht möglich ist, beugen Sie die Knie so weit wie nötig an.
3. Senken Sie nun das Gesäß nach unten ab. Schieben Sie die Knie nach außen und richten Sie den Oberkörper auf. Blicken Sie dabei nach vorn.
4. Schieben Sie nun das Gesäß wieder nach oben, bis Sie in der Vorbeuge sind.
5. Rollen Sie sich nach oben und wiederholen Sie.

HINWEISE

- Wenn Sie in der Vorbeuge sind, dürfen Sie eine Dehnung auf der Beinrückseite spüren.
- Beugen Sie beim Aufrichten in den Stand (Bild 5) die Knie etwas an. Sie haben dann weniger Spannung auf der Beinrückseite.

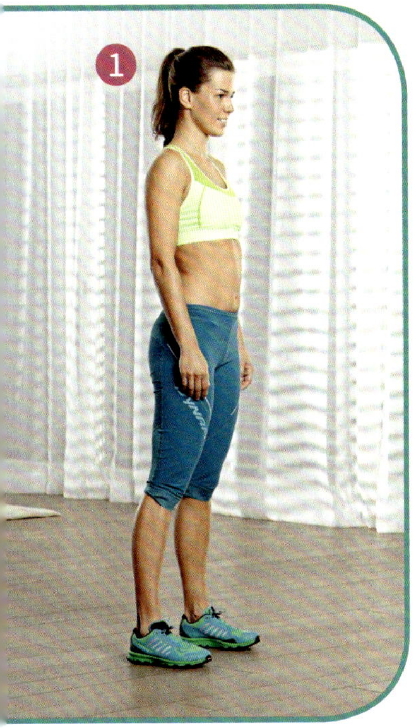
1

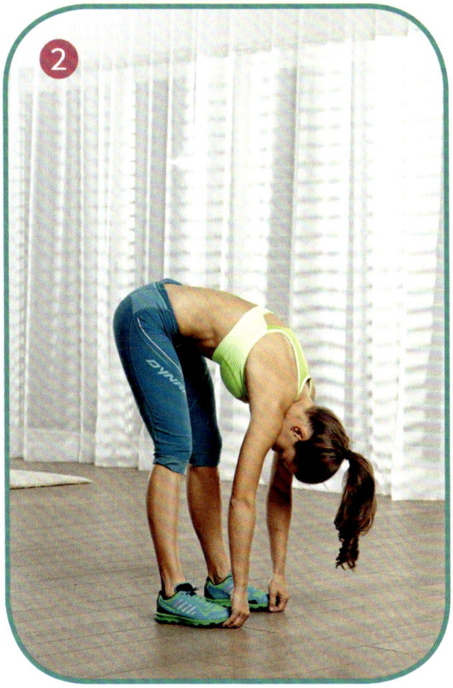
2

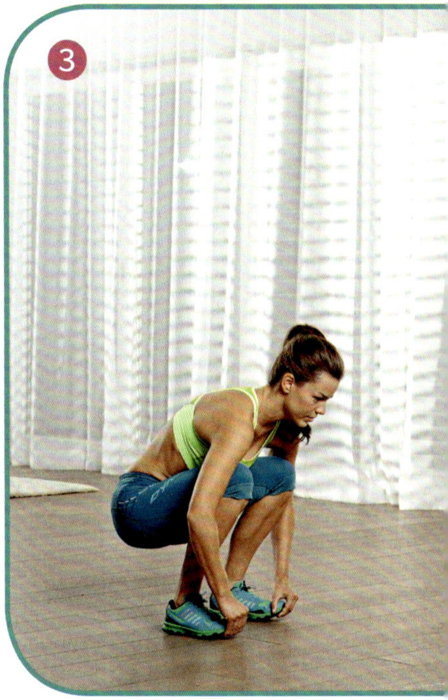
3

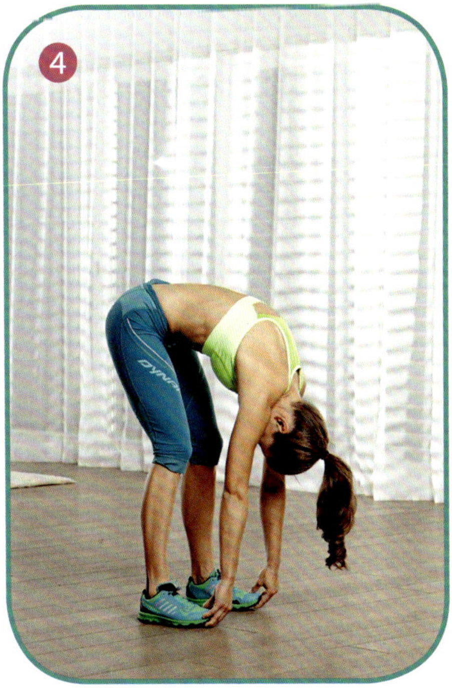
4

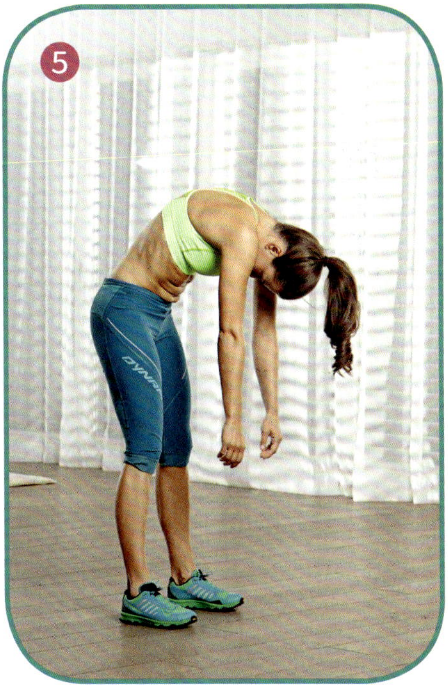
5

Wirbelsäulenmobilisation im Vierfüßlerstand

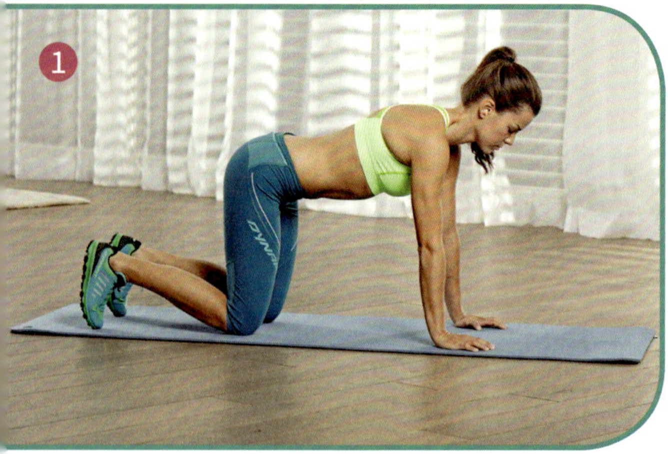

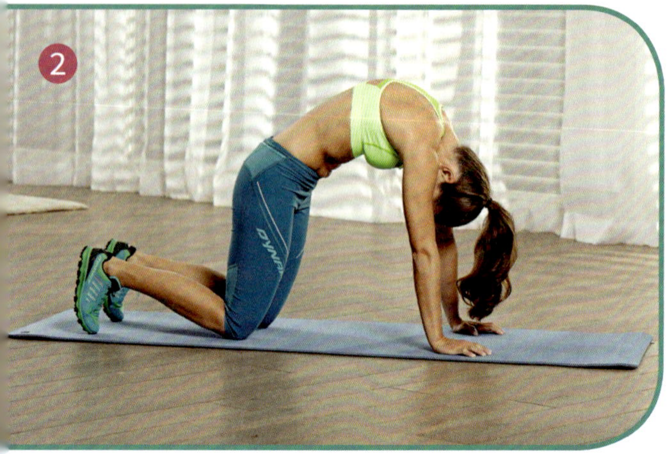

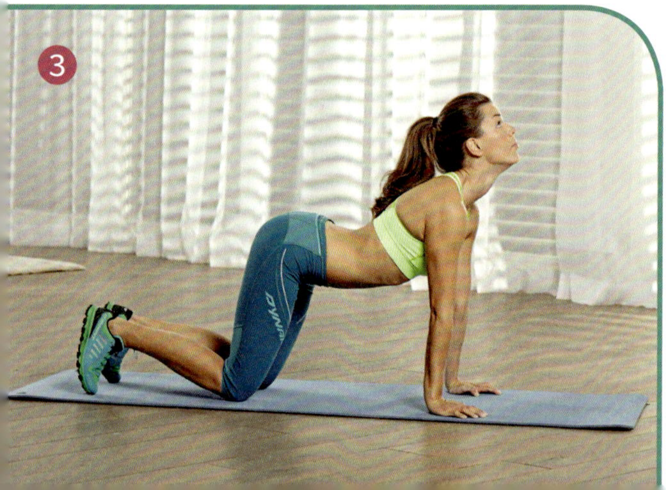

1 Nehmen Sie den Vierfüßlerstand mit hüftbreit geöffneten Knien ein. Die Hände sind schulterbreit geöffnet, die Handgelenke befinden sich direkt unter den Schultern, die Knie sind unter den Hüften platziert. Die Fußspitzen sind aufgestellt und Ihr Blick geht in Richtung Boden. Spreizen Sie die Finger weit und drücken Sie die Handflächen fest in den Boden. Der Rücken ist lang.

2 Ziehen Sie nun den Bauchnabel in Richtung Wirbelsäule und ziehen Sie das Becken nach vorn oben, sodass die Wirbelsäule rund wird. Rollen Sie den Kopf ein, sodass sich die gesamte Wirbelsäule rundet. Drücken Sie sich aktiv mit den Händen vom Boden ab. Dadurch öffnen sich Ihre Schulterblätter noch mehr.

3 Es folgt die Gegenbewegung: Lassen Sie den Bauch nach unten sinken. Kippen Sie das Becken in die andere Richtung und schieben Sie das Gesäß nach oben. Ziehen Sie dabei das Brustbein nach vorn und schieben Sie die Schulterblätter bewusst nach hinten und unten. Ihr Blick wandert leicht nach oben oder nach vorn. Beginnen Sie in einem fließenden Wechsel sofort wieder mit der Gegenbewegung.

HINWEISE

- Die Arme sind während der gesamten Bewegung aktiv gestreckt.
- Die Schultern bleiben weg von den Ohren.

Rotation im Vierfüßlerstand

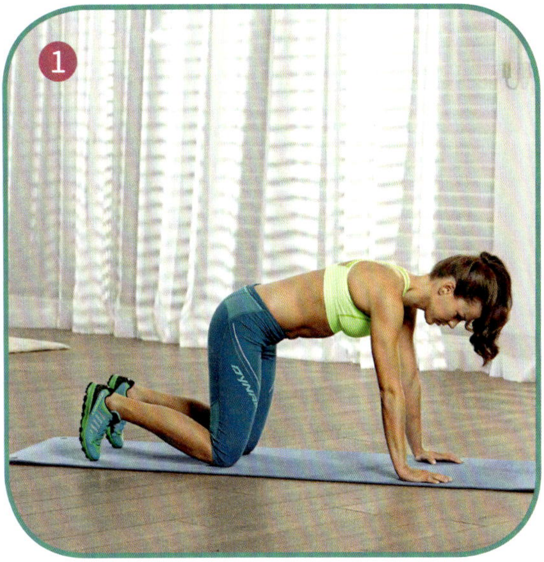

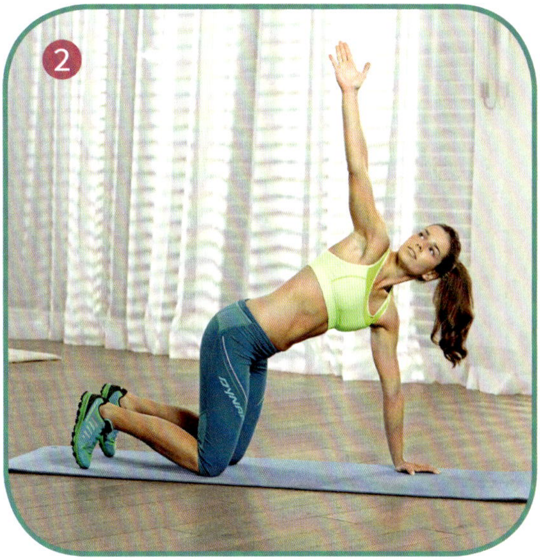

1 Nehmen Sie den Vierfüßlerstand mit hüftbreit geöffneten Knien ein. Die Hände sind schulterbreit geöffnet, die Handgelenke befinden sich direkt unter den Schultern, die Knie sind unter den Hüften platziert. Die Fußspitzen sind aufgestellt und Ihr Blick geht in Richtung Boden. Spreizen Sie die Finger weit und drücken Sie die Handflächen fest in den Boden. Der Rücken ist lang.

2 Führen Sie nun den rechten Arm gestreckt nach oben, indem Sie den Oberkörper nach rechts aufdrehen. Ziehen Sie die rechte Schulter weit nach hinten. Ihr Blick wandert nach oben zu den Fingerspitzen der rechten Hand. Kommen Sie über den gleichen Weg zurück in die Ausgangsposition und wechseln Sie zur anderen Seite.

STABILITÄT

Eine stabile Körpermitte für die perfekte Haltung

In dieser Kategorie steht die Stärkung der Körpermitte im Vordergrund. Die primär aktiven Muskeln sind ganz klar die Bauchmuskeln. Das sind die geraden, die inneren und äußeren schrägen sowie die quer verlaufenden Bauchmuskeln. Doch zum Zentrum des Körpers gehört ebenso die Rückenmuskulatur, die uns von hinten stabilisiert, sowie die Hüft- und Gesäßmuskulatur. Neben schönen straffen Bauchmuskeln ist es vor allem die Körperhaltung, die enorm verbessert wird.

Alle Übungen basieren einzig und allein darauf, dass Sie Ihr Körper-gewicht entgegen der Schwerkraft stabilisieren oder bewegen – und das ganz ohne Hilfsmittel. Hier startet für Sie der Weg zu einem fitten und attraktiven Körper!

Diagonaler Crunch im Stand ●

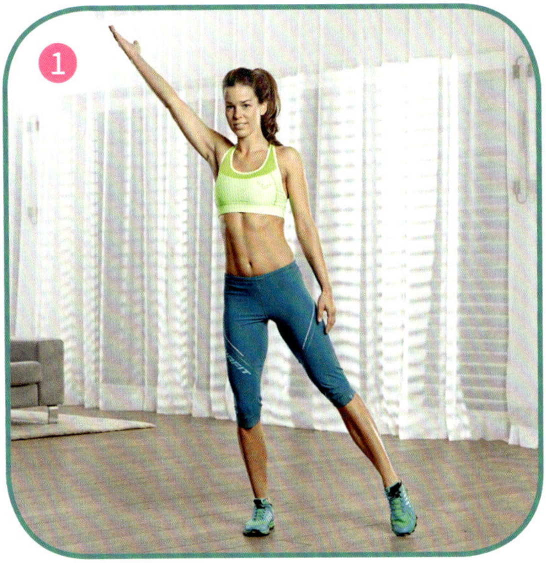

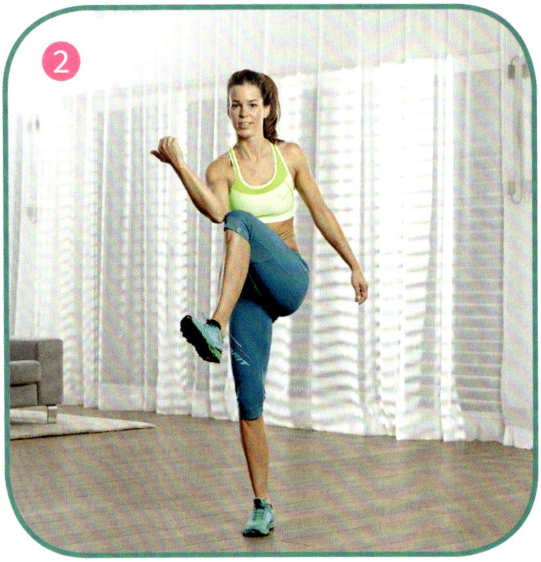

1 Stellen Sie sich aufrecht hin, verlagern Sie das Gewicht auf den rechten Fuß und winkeln Sie das rechte Knie dabei leicht an. Stellen Sie die linke Fußspitze nach außen ab. Das Hauptgewicht lastet auf dem rechten Fuß. Strecken Sie den rechten Arm nach oben. Ihr Körper bildet von der linken Fußspitze bis zu den Fingerspitzen der rechten Hand eine lange diagonale Linie.

2 Führen Sie nun vor dem Körper den rechten Ellenbogen und das linke Knie zusammen. Machen Sie sich dabei bewusst rund, ziehen Sie den Bauchnabel nach innen und lassen Sie die Bauchmuskeln arbeiten. Kommen Sie in die Ausgangsposition zurück und wiederholen Sie.

HINWEIS

Das Standbein bleibt während der Bewegung stabil.

TIPP

Fixieren Sie mit den Augen einen festen Punkt vor sich, um die Balance zu halten.

Variante: Einbeiniger diagonaler Crunch im Stand

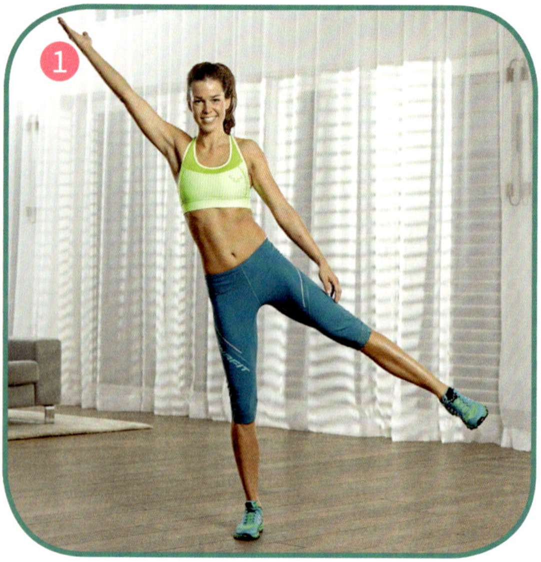

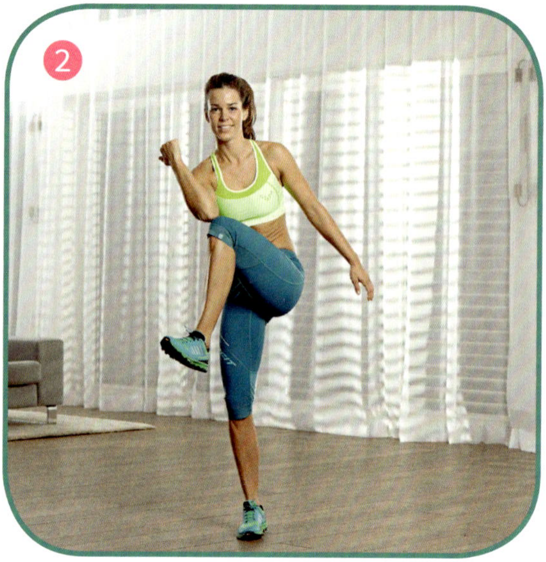

1 Aus dem aufrechten Stand verlagern Sie das Gewicht auf den rechten Fuß, stellen die linke Fußspitze nach außen ab und strecken den rechten Arm nach oben. Sobald Sie sicher stehen, heben Sie das linke Bein gestreckt vom Boden ab. Ziehen Sie die Fußspitze in Richtung Schienbein und halten Sie die Spannung im Bein.

2 Führen Sie nun vor dem Körper den rechten Ellenbogen und das linke Knie zusammen. Machen Sie sich bewusst rund, ziehen Sie den Bauchnabel nach innen und lassen Sie die Bauchmuskeln arbeiten. Kommen Sie in die Ausgangsposition zurück, ohne die linke Fußspitze abzustellen, und wiederholen Sie.

Vierfüßlerstand mit angehobenen Knien ●

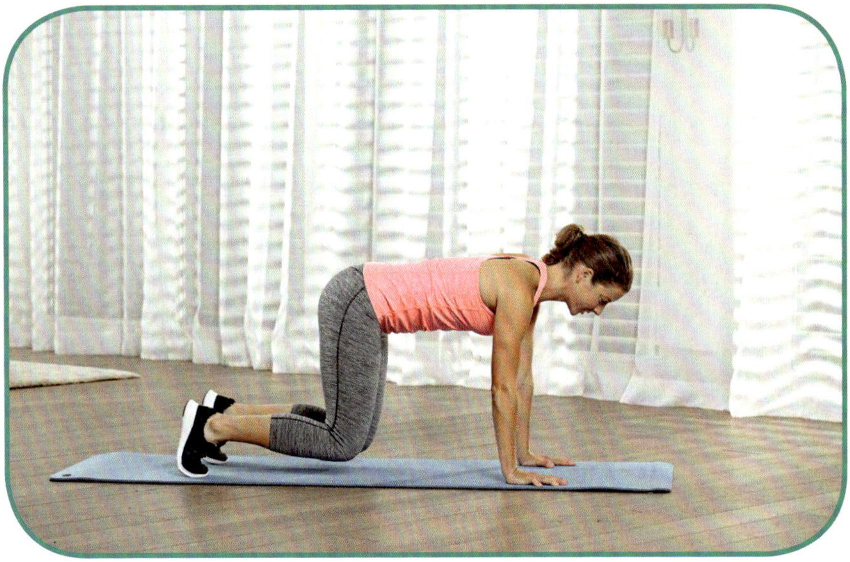

Nehmen Sie den Vierfüßlerstand mit hüftbreit geöffneten Knien ein. Die Hände sind schulterbreit geöffnet, die Handgelenke befinden sich direkt unter den Schultern, die Knie sind unter den Hüften platziert. Die Fußspitzen sind aufgestellt und Ihr Blick geht in Richtung Boden. Spreizen Sie die Finger weit und drücken Sie die Handflächen fest in den Boden. Der Rücken ist lang. Aktivieren Sie die Bauch- und Schultermuskulatur und heben Sie die Knie zwei bis drei Zentimeter vom Boden ab, ohne dass Sie die Körperhaltung verändern. Halten Sie diese Position.

HINWEIS

Achten Sie darauf, dass Sie die Knie wirklich nur knapp über dem Boden schweben lassen.

Variante: Knieheben mit Twist ●●

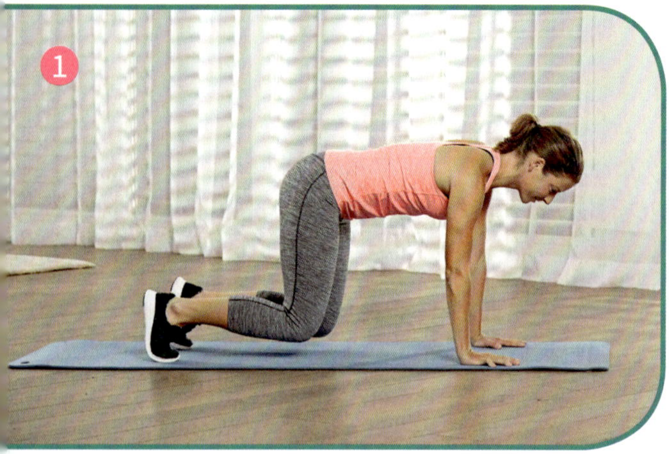

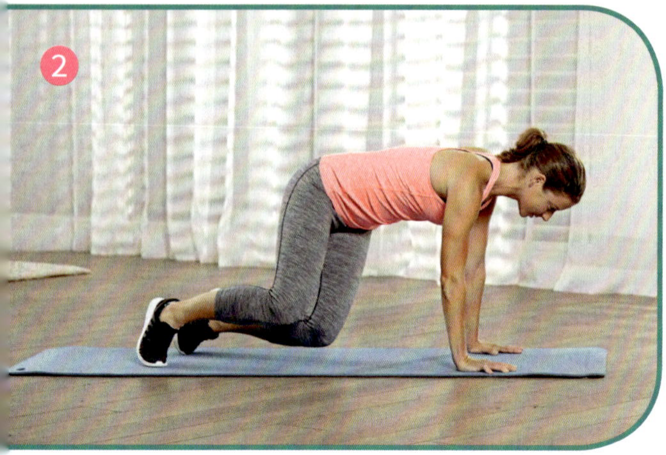

1 Nehmen Sie den Vierfüßlerstand mit hüftbreit geöffneten Knien ein. Die Hände sind schulterbreit geöffnet, die Handgelenke befinden sich direkt unter den Schultern, die Knie sind unter den Hüften platziert. Die Fußspitzen sind aufgestellt und Ihr Blick geht in Richtung Boden. Spreizen Sie die Finger weit und drücken Sie die Handflächen fest in den Boden. Der Rücken ist lang. Aktivieren Sie die Bauch- und Schultermuskulatur und heben Sie die Knie zwei bis drei Zentimeter vom Boden ab, ohne dass Sie die Körperhaltung verändern.

2 Drehen Sie die linke Hüfte möglichst weit nach rechts, sodass die Knie nach rechts zeigen. Kommen Sie ohne abzusetzen in einer fließenden, kontrollierten Bewegung über die Mitte zur anderen Seite.

HINWEIS

Während der gesamten Bewegungsausführung bleiben Arme und Schultern stabil. Es bewegt sich nur das Becken von einer Seite zur anderen.

Dynamische Planke mit Knieabsetzen

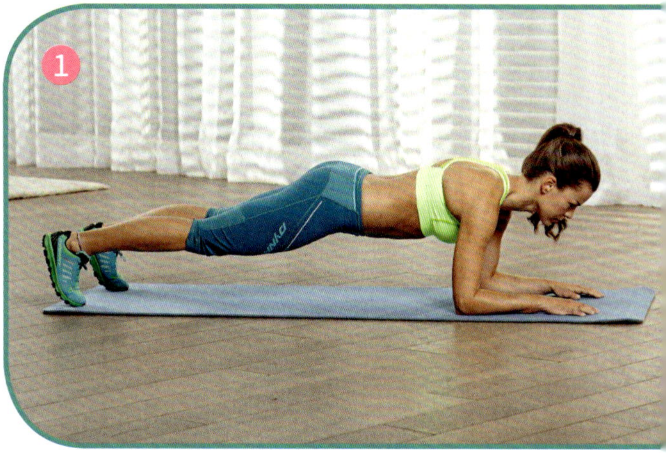

1 Kommen Sie in den Vierfüßlerstand mit hüftbreit geöffneten Knien und stützen Sie sich auf den Unterarmen ab. Die Ellenbogen sind direkt unter den Schultern platziert, die Handflächen mit gespreizten Fingern auf dem Boden. Dann strecken Sie die Beine, sodass sich der Körper von den Fersen bis zum Scheitel in einer parallelen Linie zum Boden befindet. Spannen Sie den Rumpf an, damit das Becken nicht nach unten absinkt.

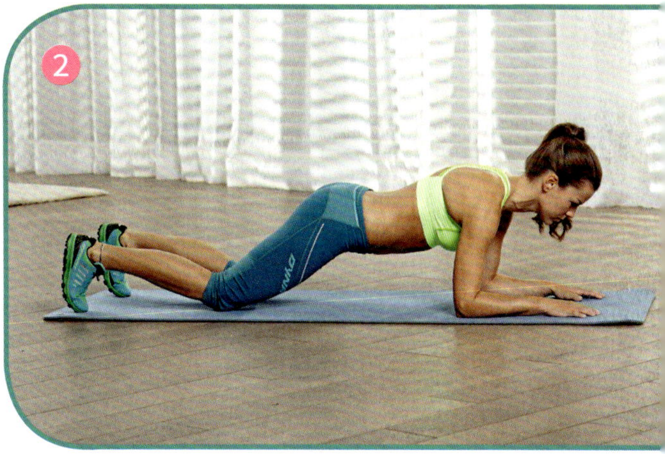

2 Setzen Sie nur die Knie zum Boden ab, ohne dass Sie die Position des Oberkörpers verändern. Dann strecken Sie die Beine wieder und wiederholen dynamisch.

HINWEISE

- Oberkörper und Becken bleiben stabil. Die Bewegung kommt nur aus den Beinen.
- Ziehen Sie den Bauchnabel bewusst in Richtung Wirbelsäule, um das Becken in seiner Position zu halten.

Variante 1: Planke (Unterarmstütz) ●●

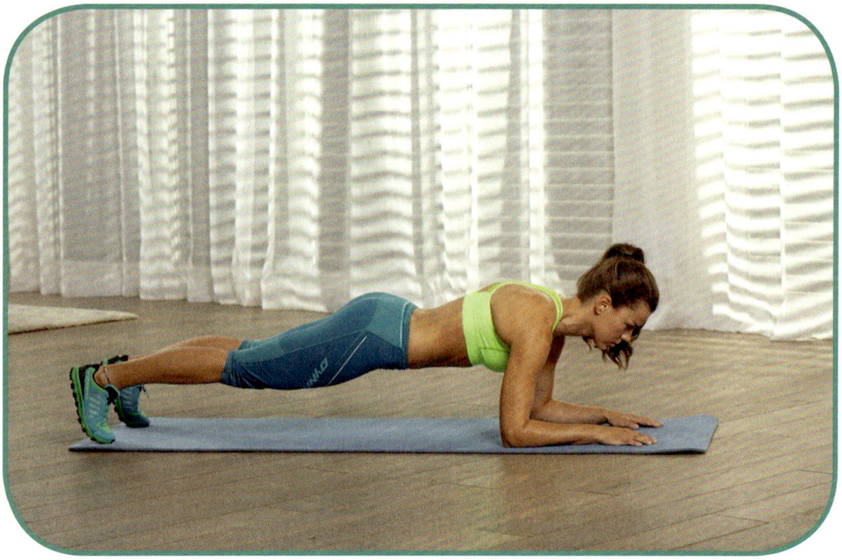

Kommen Sie in den Vierfüßlerstand mit hüftbreit geöffneten Knien und stützen Sie sich auf den Unterarmen ab. Die Ellenbogen sind direkt unter den Schultern platziert, die Handflächen mit gespreizten Fingern auf dem Boden. Dann strecken Sie die Beine, sodass sich der Körper von den Fersen bis zum Scheitel in einer parallelen Linie zum Boden befindet. Spannen Sie den Rumpf an, damit das Becken nicht nach unten absinkt. Halten Sie die Position.

TIPPS

- Aktivieren Sie zusätzlich die Gesäßmuskeln, damit die gesamte Muskulatur rund um Ihre Körpermitte aktiv ist.
- Um auch die Schultern zu stabilisieren, stellen Sie sich vor, Sie würden die Ellenbogen auf dem Boden nach hinten ziehen. Dadurch bewegen sich die Schulterblätter zur Wirbelsäule.

Variante 2: Diagonales Arm- und Beinheben in der Planke ●●●

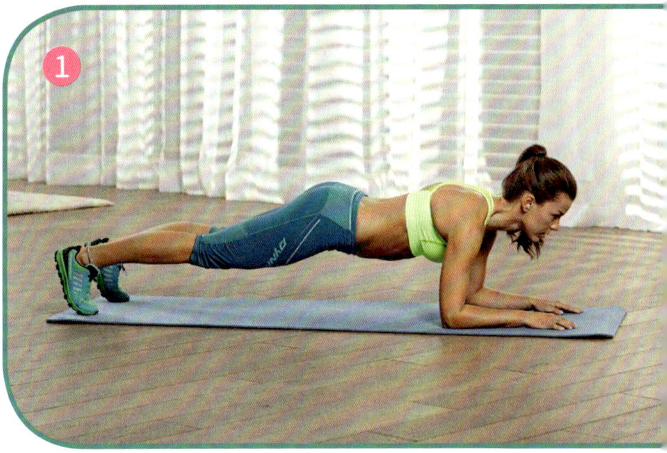

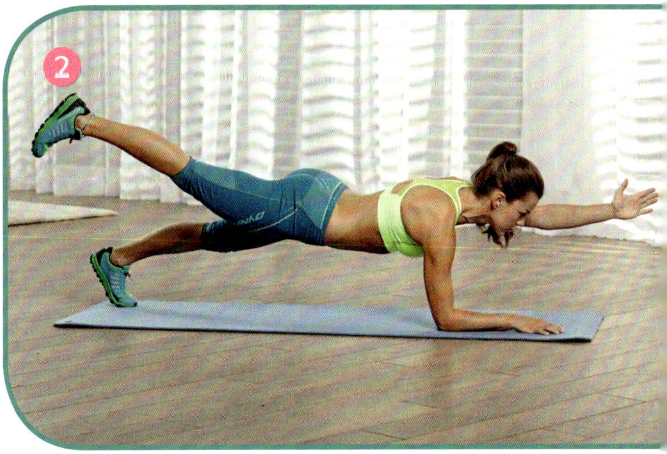

1 Wie bei der Grundübung (Seite 53) kommen Sie über den Vierfüßlerstand in den Unterarmstütz mit gestreckten Beinen: Die Ellenbogen sind direkt unter den Schultern platziert, die Handflächen mit gespreizten Fingern auf dem Boden. Ihr Körper befindet sich von den Fersen bis zum Scheitel in einer parallelen Linie zum Boden. Spannen Sie den Rumpf an, damit das Becken nicht nach unten absinkt.

2 Strecken Sie nun den linken Arm nach vorn aus und heben Sie gleichzeitig das rechte Bein gestreckt nach hinten an. Der Oberarm befindet sich neben dem linken Ohr, der Daumen zeigt nach oben. Ziehen Sie die rechte Fußspitze in Richtung Schienbein und schieben Sie so die Ferse weit nach hinten weg. Halten Sie die Balance für zwei bis drei Sekunden, dann setzen Sie ab und wechseln zur anderen Seite.

HINWEIS
Blicken Sie während der gesamten Übung schräg vor sich zum Boden, sodass sich der Kopf immer in Verlängerung der Halswirbelsäule befindet.

TIPP
Wenn sich Ihre Stabilität verbessert, verlängern Sie die Haltezeit auf fünf bis sechs Sekunden.

Hohe dynamische Planke mit Knieabsetzen ●

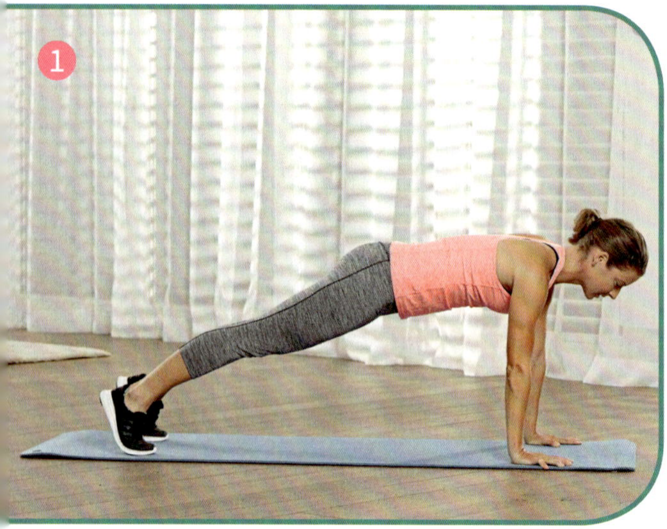

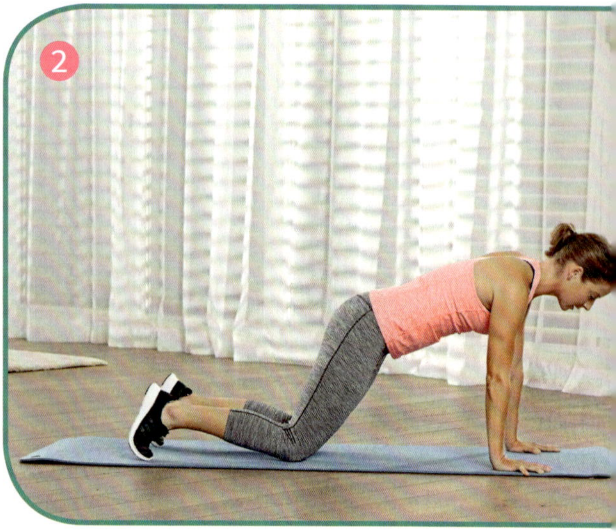

1. Kommen Sie für die hohe Planke in die klassische Liegestützposition. Die Hände sind schulterbreit geöffnet, die Handgelenke befinden sich direkt unter den Schultern. Die Füße sind hüftbreit geöffnet. Spannen Sie Rumpf und Gesäß an, ziehen Sie den Bauchnabel in Richtung Wirbelsäule und halten Sie den Körper fest und stabil in einer Linie.

2. Senken Sie nur die Knie zum Boden ab, ohne dass Sie die Position des Oberkörpers verändern. Dann strecken Sie die Beine wieder und wiederholen die Bewegung dynamisch.

HINWEISE

- Die Schultern bleiben stabil. Das Becken sinkt nur so weit wie nötig ab.
- Die Bewegung kommt primär aus den Beinen.

Variante 1: Hohe Planke ●●

Kommen Sie in die klassische Liegestützposition wie oben beschrieben und halten Sie die Position.

HINWEIS

Achten Sie bei statischen Positionen auf eine gleichmäßige Atmung.

Variante 2: Hohe Planke mit dynamischem Beinwechsel ●●

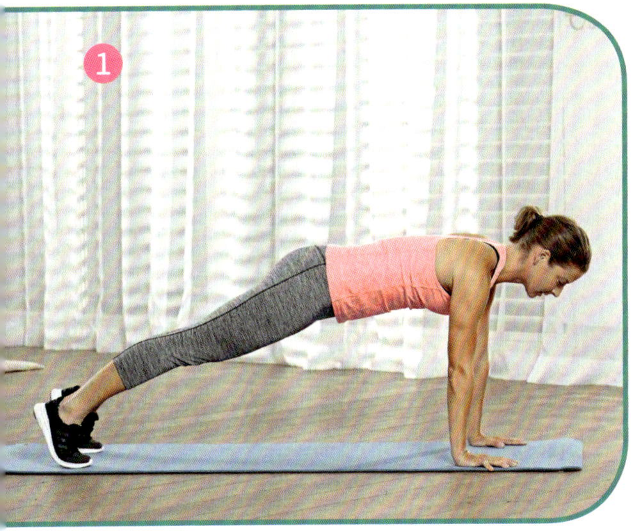

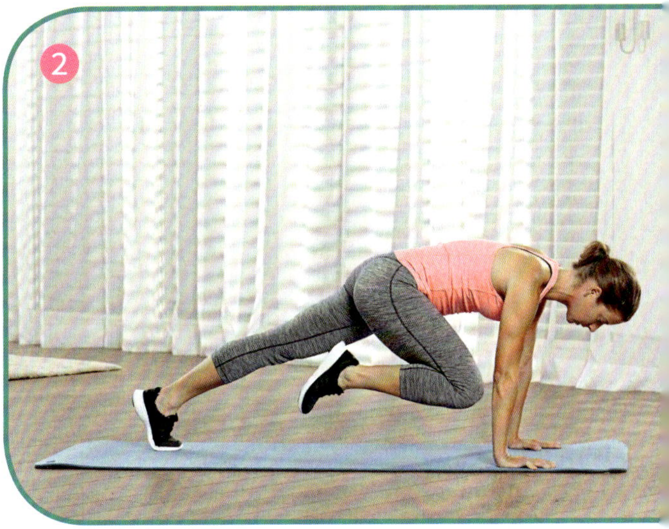

1. Kommen Sie in die hohe Planke: Die Hände sind schulterbreit geöffnet, die Handgelenke direkt unter den Schultern platziert. Die Füße sind hüftbreit geöffnet. Spannen Sie Rumpf und Gesäß an, ziehen Sie den Bauchnabel in Richtung Wirbelsäule und halten Sie den Körper fest und stabil in einer Linie.

2. Ziehen Sie nun das das rechte Knie in Richtung Brustbein, sodass es kurz vor dem rechten Ellenbogen endet. Dabei bleibt die Position der Schultern und des Beckens stabil. Aktivieren Sie die Rumpfmuskeln, um das Bein kraftvoll nach vorn zu ziehen. Stellen Sie den rechten Fuß wieder nach hinten ab und ziehen Sie nun das linke Knie möglichst weit nach vorn.

HINWEIS
Führen Sie die Bewegung kontrolliert und bewusst aus. Es geht nicht um Schnelligkeit, sondern um Stabilität. Sie können das Bein für einen Moment vorn halten, bevor Sie den Fuß wieder absetzen. Achten Sie dabei auf Körperspannung!

Variante 3: Hohe/tiefe Planke im Wechsel ●●●

1. Kommen Sie in die hohe Planke. Die Hände sind schulterbreit geöffnet, die Handgelenke direkt unter den Schultern platziert. Die Füße sind hüftbreit geöffnet. Spannen Sie Rumpf und Gesäß an, ziehen Sie den Bauchnabel in Richtung Wirbelsäule und halten Sie den Körper fest und stabil in einer Linie.

2. Stützen Sie nun den rechten Unterarm auf dem Boden ab. Die ganze Handfläche ist abgelegt.

3. Kommen Sie auch mit dem linken Unterarm auf den Boden. Sie befinden sich nun in der Planke.

4. Stützen Sie sich mit der rechten Hand wieder ab. Drücken Sie sich dabei kraftvoll nach oben.

5. Stützen Sie sich dann mit der linken Hand ab, sodass Sie wieder in der hohen Planke sind. Wiederholen Sie den gesamten Bewegungsablauf und beginnen Sie nun mit dem linken Arm.

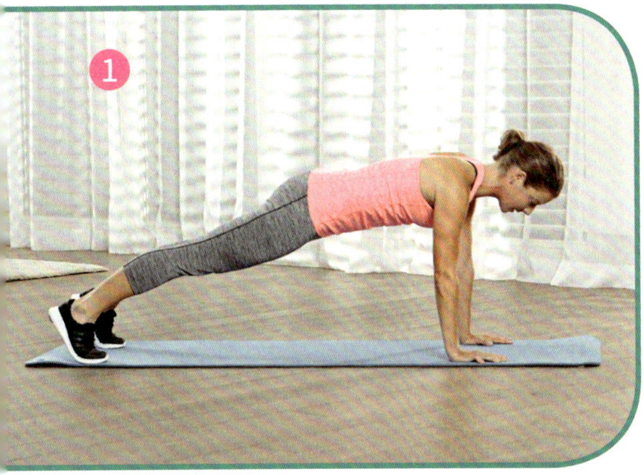
1

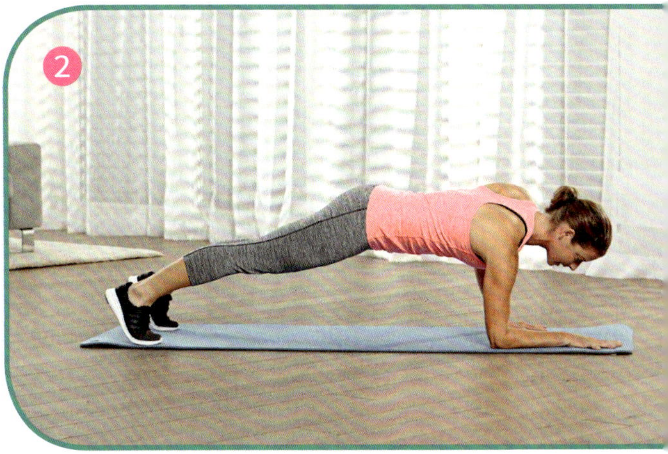
2

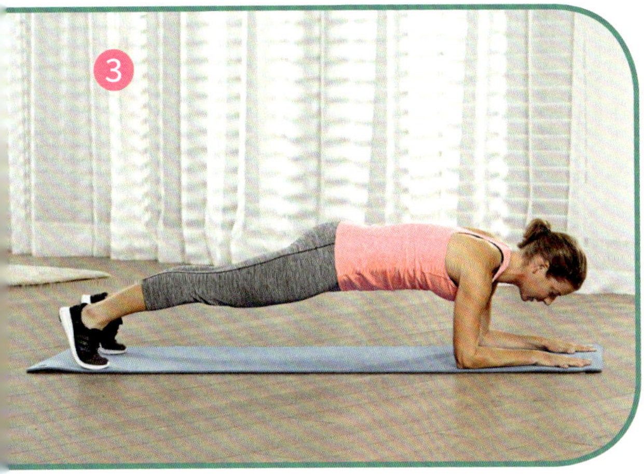
3

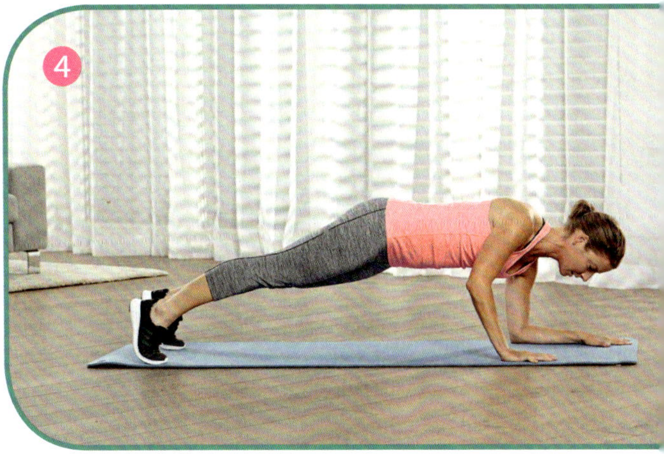
4

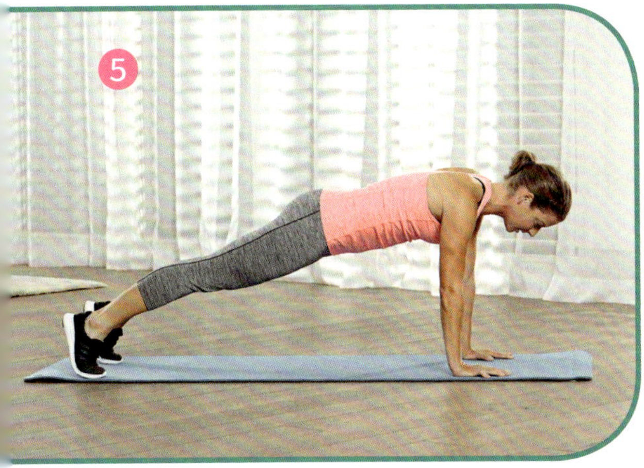
5

Erhöhte Planke mit seitlichem Crunch

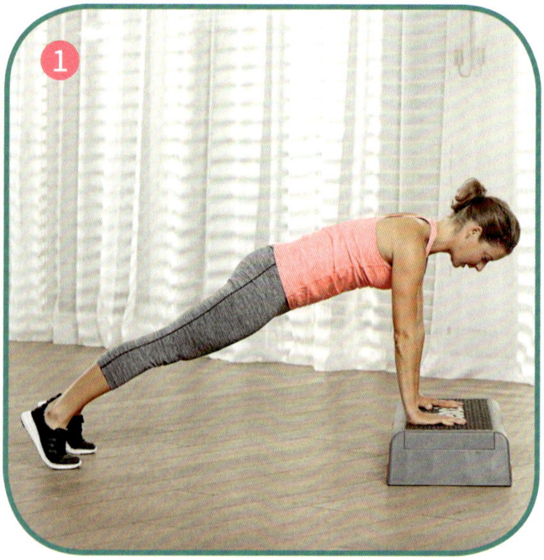

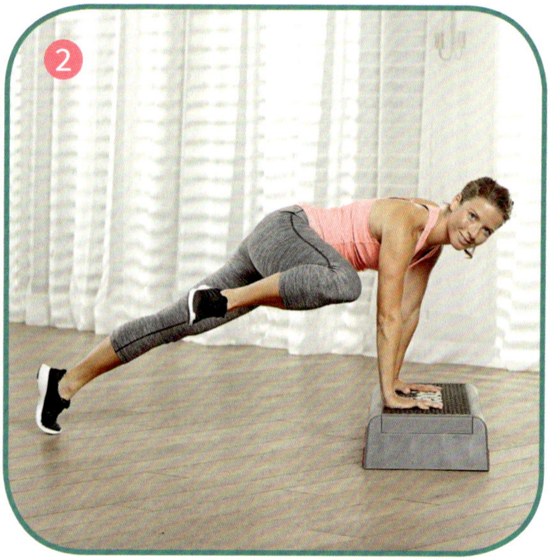

1 Stützen Sie die Hände auf einer Erhöhung ab und kommen Sie in die hohe Planke. Die Hände sind schulterbreit geöffnet, die Handgelenke sind direkt unter den Schultern platziert. Die Füße sind hüftbreit geöffnet. Spannen Sie Rumpf und Gesäß an, ziehen Sie den Bauchnabel in Richtung Wirbelsäule und halten Sie den Körper fest und stabil in einer Linie.

2 Ziehen Sie nun das rechte Knie in einer Halbkreisbewegung nach außen und so weit wie möglich in Richtung der rechten Schulter. Blicken Sie dabei über die rechte Schulter zum Knie. Führen Sie so einen seitlichen Crunch aus, dabei kontrahieren die seitlichen Bauchmuskeln. Halten Sie für einen Moment, stellen Sie den rechten Fuß wieder ab und wiederholen Sie die Bewegung auf der anderen Seite.

Variante: Hohe Planke mit seitlichem Crunch ●●

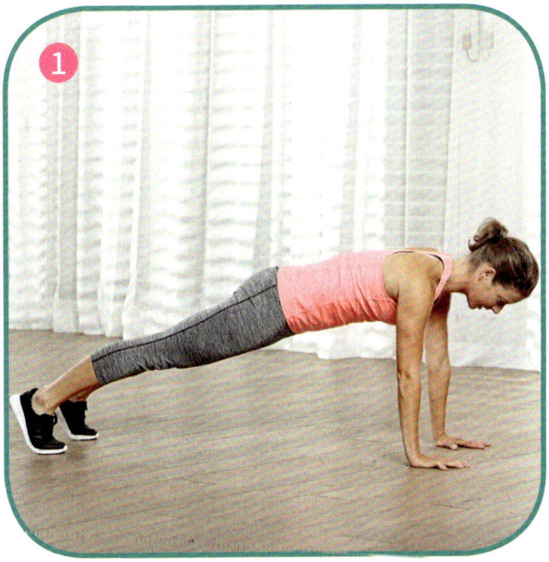

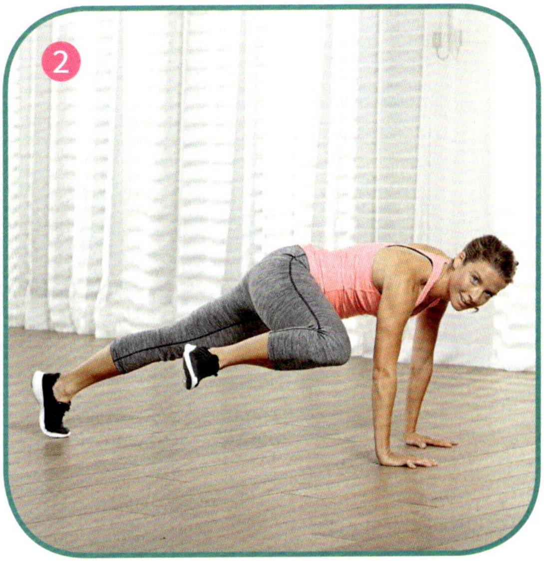

1 Kommen Sie in die hohe Planke. Die Hände sind schulterbreit geöffnet, die Handgelenke direkt unter den Schultern platziert. Die Füße sind hüftbreit geöffnet. Spannen Sie Rumpf und Gesäß an, ziehen Sie den Bauchnabel in Richtung Wirbelsäule und halten Sie den Körper fest und stabil in einer Linie.

2 Ziehen Sie nun das rechte Knie in einer Halbkreisbewegung nach außen und möglichst weit in Richtung der rechten Schulter. Blicken Sie dabei über die rechte Schulter zum Knie. Führen Sie so einen seitlichen Crunch aus, dabei kontrahieren die seitlichen Bauchmuskeln. Halten Sie für einen Moment, stellen Sie den rechten Fuß wieder ab und wiederholen Sie die Bewegung auf der anderen Seite.

HINWEIS
Lassen Sie die Arme gestreckt. Es geht bei dieser Übung nicht darum, einen Liegestütz auszuführen. Die Arme und Schultern stabilisieren die Position, während die seitlichen Bauchmuskeln beim Kontrahieren aktiv arbeiten.

Dynamischer Seitstütz mit abgelegten Knien

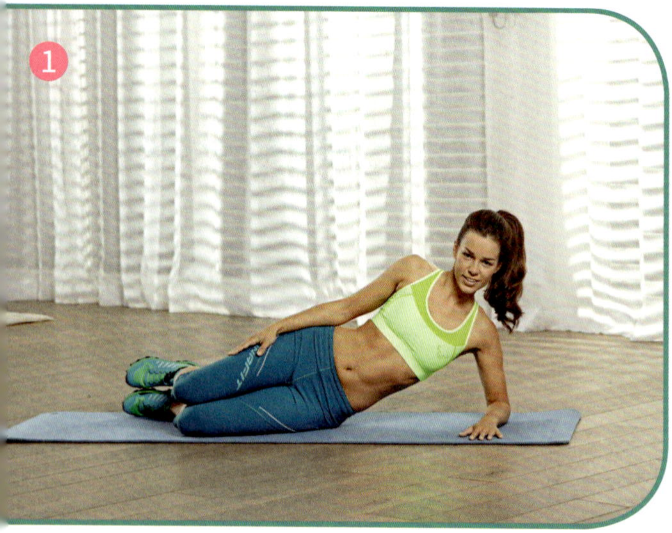

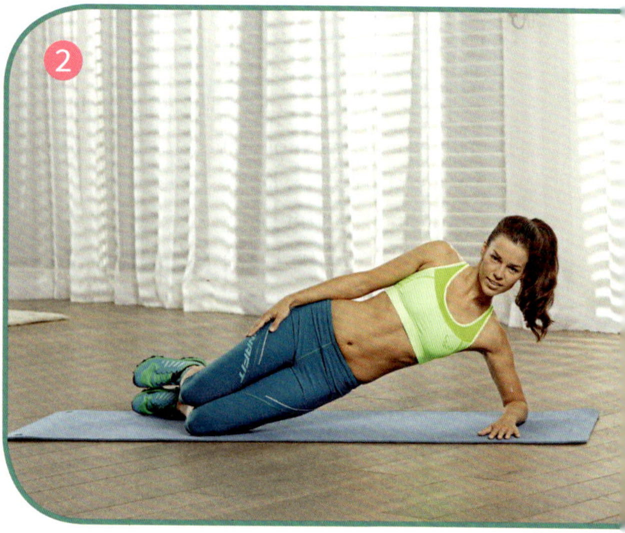

1 Kommen Sie in einen Seitstütz, indem Sie sich auf die rechte Seite legen. Platzieren Sie den rechten Ellenbogen direkt unter der Schulter. Der Unterarm liegt auf dem Boden und zeigt in Blickrichtung. Legen Sie die Beine übereinander und winkeln Sie die Knie um 90 Grad nach hinten an. Die Hüfte ist gestreckt. Legen Sie den linken Arm locker auf der Hüfte ab.

2 Heben Sie jetzt das Becken nach oben an, sodass Oberkörper und Oberschenkel mit der Hüfte eine gerade Linie bilden. Senken Sie von dieser Position das Becken wieder ab, ohne die rechte Hüfte abzulegen. Schieben Sie sich dann wieder kraftvoll nach oben.

HINWEISE

- Achten Sie darauf, dass das Becken senkrecht steht und weder nach vorn noch nach hinten kippt. Bleiben Sie auch im Schultergürtel stabil.
- Kontrollieren Sie zwischendurch, ob sich Ihr Körper noch in einer Linie befindet, indem Sie an sich herabblicken.

Variante 1: Dynamischer Seitstütz ●●

1 Kommen Sie in einen Seitstütz, indem Sie sich auf die rechte Seite legen. Platzieren Sie den rechten Ellenbogen direkt unter der Schulter. Der Unterarm liegt auf dem Boden und zeigt in Blickrichtung. Strecken Sie die Beine und platzieren Sie den oberen rechten Fuß vor dem unteren linken Fuß. Dabei sind die Fußkanten aufgestellt: rechts die Fußinnenkante, links die Fußaußenkante. Die Hüfte ist gestreckt. Legen Sie den linken Arm locker auf der Hüfte ab.

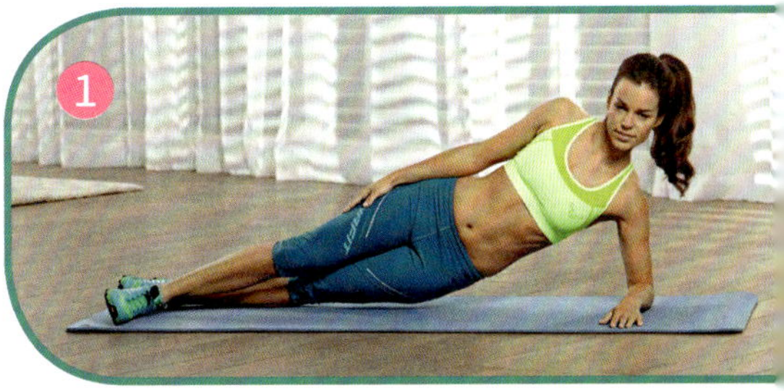

2 Heben Sie jetzt das Becken nach oben an, sodass sich der Körper in einer geraden Linie befindet. Senken Sie von dieser Position das Becken wieder ab, ohne die rechte Hüfte abzulegen. Schieben Sie sich dann wieder kraftvoll nach oben.

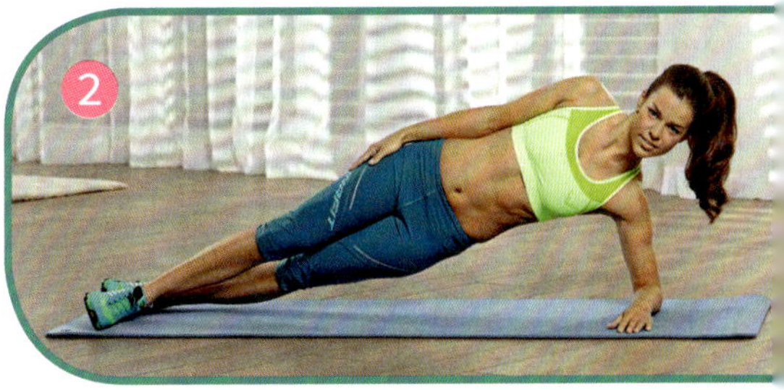

HINWEISE

- Führen Sie die Auf- und Abbewegung des Beckens kontrolliert und fließend aus.
- Achten Sie im Bereich der Schultern darauf, dass immer viel Platz zwischen der stützenden Schulter und dem Ohr ist, damit Sie Verspannungen im Schulter-Nacken-Bereich vermeiden.

Variante 2: Einbeiniger Seitstütz ●●●

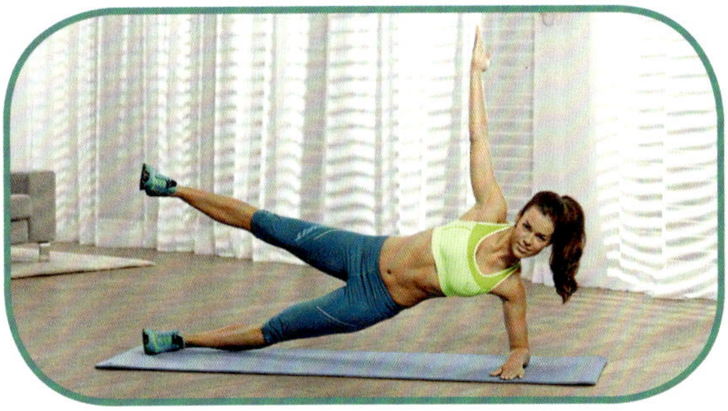

Kommen Sie in einen Seitstütz, indem Sie sich auf die rechte Seite legen. Platzieren Sie den rechten Ellenbogen direkt unter der Schulter. Der Unterarm liegt auf dem Boden und zeigt in Blickrichtung. Die Beine liegen gestreckt übereinander. Die Hüfte ist ebenfalls gestreckt. Heben Sie jetzt das Becken nach oben an, sodass sich der ganze Körper – von der rechten Schulter bis zu rechten Ferse – in einer Linie befindet. Drücken Sie die linke Fußaußenkante und den linken Unterarm fest zum Boden. Strecken Sie den rechten Arm senkrecht nach oben und heben Sie gleichzeitig das rechte Bein gestreckt nach oben an. Halten Sie den Rumpf auf Spannung, damit das Becken nicht durchhängt. Halten Sie diese Position.

Sitzender Crunch

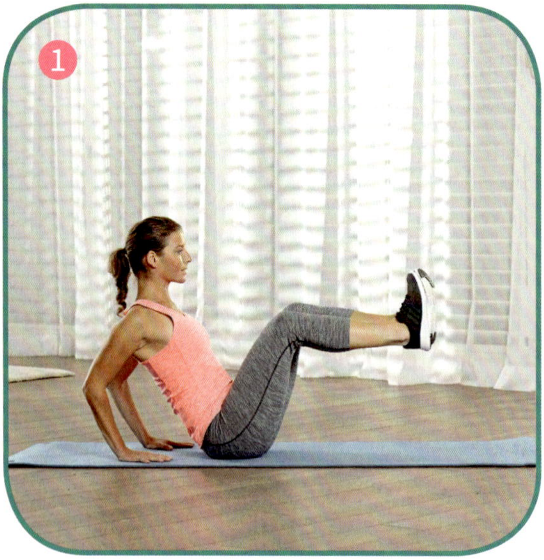

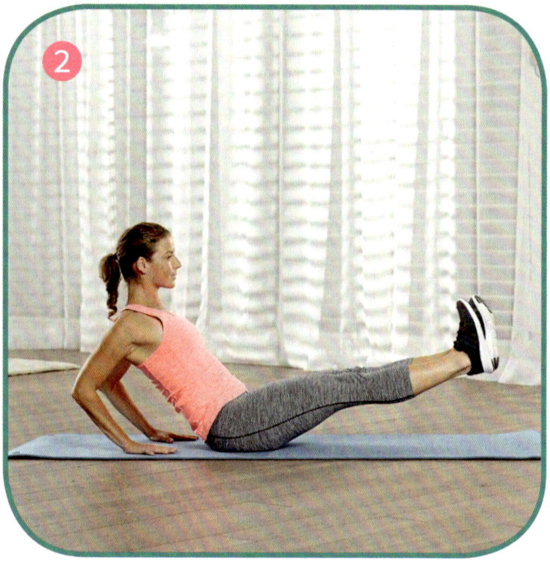

1 Nehmen Sie einen aufrechten Sitz ein und stellen Sie die Füße auf. Stützen Sie die Hände etwa schulterbreit hinter dem Gesäß ab, die Fingerspitzen zeigen zum Po, die Ellenbogen sind leicht gebeugt. Aktivieren Sie die Bauchmuskulatur, um die ganze Körpermitte auf Spannung zu bringen, und neigen Sie den Oberkörper etwas nach hinten. Heben Sie die Beine angewinkelt an, sodass sich die Unterschenkel parallel zum Boden befinden.

2 Strecken Sie aus dieser Position nun die Beine nach vorn. Sie können beim Strecken der Beine den Oberkörper noch etwas mehr nach hinten neigen, sodass Sie die Beine weiter absenken können. Das erhöht zwangsläufig die Bauchspannung. Halten Sie für einen Moment, dann beugen Sie die Beine wieder und kommen mit dem Oberkörper wieder weiter nach oben.

HINWEISE

- Heben Sie im Sitz das Brustbein nach vorn oben an und ziehen Sie die Schultern bewusst nach hinten unten, sodass sich die Schulterblätter im Rücken etwas annähern. Ihre Wirbelsäule bekommt dadurch Länge und der Sitz bleibt aufrecht.
- Die Arme unterstützen Sie bei der Bewegung. Achten Sie allerdings darauf, möglichst viel Kraft und Stabilität aus den Bauchmuskeln zu holen, damit die Arme nicht viel arbeiten müssen.

Variante 1: Sitzender diagonaler Crunch ●●

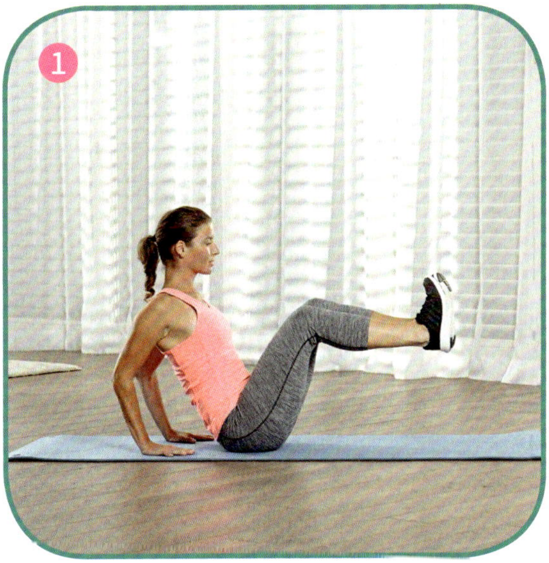

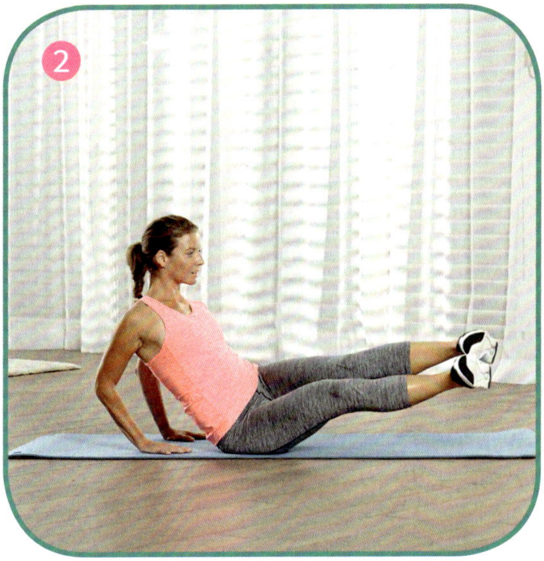

1 Nehmen Sie einen aufrechten Sitz ein und stellen Sie die Füße auf. Stützen Sie die Hände etwa schulterbreit hinter dem Gesäß ab, die Fingerspitzen zeigen zum Po, die Ellenbogen sind leicht gebeugt. Aktivieren Sie die Bauchmuskulatur, um die ganze Körpermitte auf Spannung zu bringen, und neigen Sie den Oberkörper etwas nach hinten. Heben Sie die Beine angewinkelt an, sodass sich die Unterschenkel parallel zum Boden befinden.

2 Strecken Sie nun die Beine nach vorn und drehen Sie dabei gleichzeitig das Becken nach rechts, um das Gewicht auf die rechte Pobacke zu verlagen. Fußspitzen und Knie zeigen nach rechts. Sie können beim Strecken der Beine den Oberkörper noch etwas mehr nach hinten neigen, sodass Sie die Beine weiter absenken können. Das erhöht zwangsläufig die Bauchspannung. Beugen Sie die Beine wieder, richten Sie den Oberkörper wieder etwas auf und wiederholen Sie die Bewegung zur anderen Seite.

Variante 2: Sitzender freier Crunch ●●●

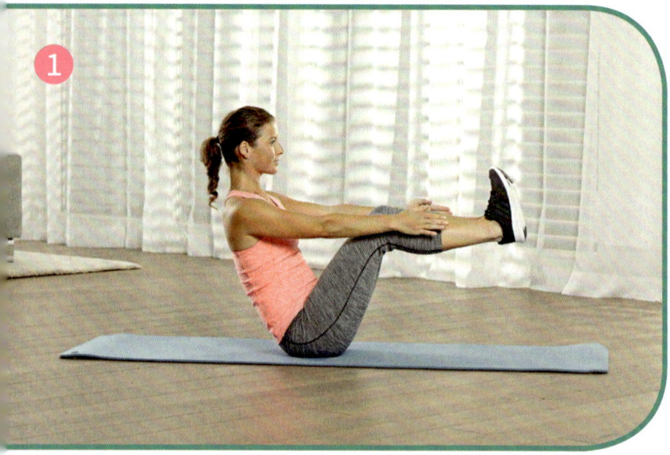

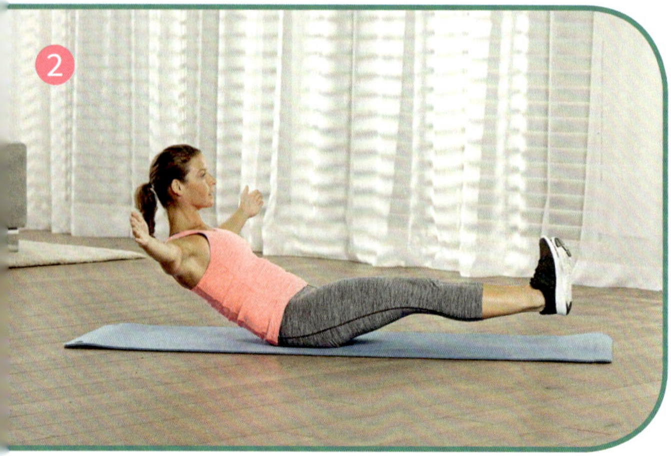

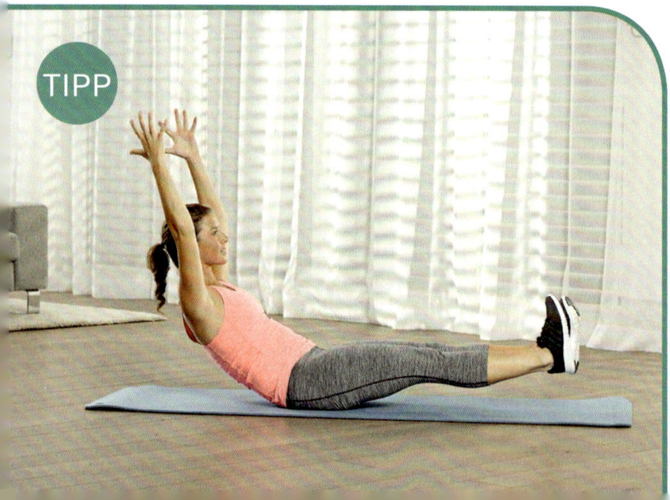

1 Nehmen Sie den Schwebesitz ein: Dazu neigen Sie im aufrechten Sitz den Oberkörper mit gestrecktem Rücken etwas nach hinten und heben die Beine angewinkelt nach an. Die Knie sind so gebeugt, dass sich die Unterschenkel parallel zum Boden befinden. Strecken Sie die Arme auf Schulterhöhe nach vorn aus, sodass sich die Hände an den Außenseiten der Unterschenkel befinden. Die Handflächen zeigen zum Körper. Ziehen Sie die Schultern weg von den Ohren. Ihr Blick geht geradeaus.

2 Senken Sie nun den Oberkörper mit langem Rücken nach hinten ab und strecken Sie die Beine. Gleichzeitig öffnen Sie die Arme auf Schulterhöhe zur Seite. Halten Sie die Position für einen Moment und kommen Sie wieder in den Schwebesitz zurück.

HINWEISE

- Die Übung erfordert sehr viel Ganzkörperspannung. Achten Sie darauf, dass während der Bewegungsausführung der Rücken gestreckt bleibt.
- Strecken Sie die Beine nur so weit nach vorn, wie Sie die Bewegung und die Stabilität im Rumpf kontrollieren können.

TIPP

Wenn Sie die Arme statt zur Seite nach oben strecken, wird die Übung noch intensiver, da Sie den Krafthebel verlängern. In der Endposition befinden sich die Arme neben den Ohren.

Diagonales Arm- und Beinheben ●

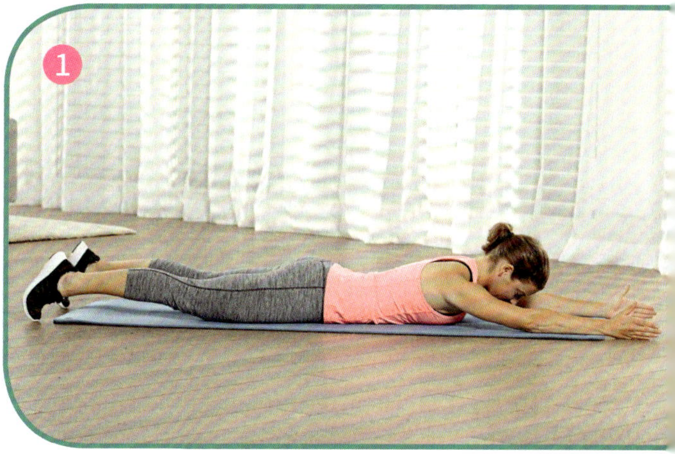

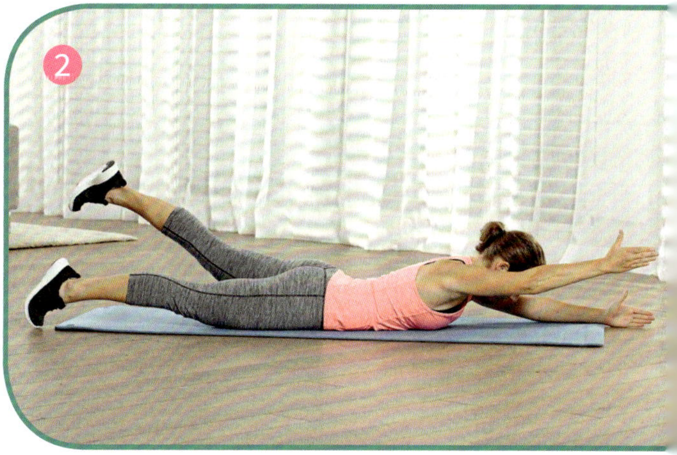

1 Kommen Sie in die Bauchlage und strecken Sie die Beine. Die Füße sind lang. Strecken Sie die Arme nach vorn, drehen Sie die Handflächen zueinander und stellen Sie die Handkanten auf. Die Daumen zeigen nach oben. Halten Sie die Finger geschlossen. Der Kopf ist leicht angehoben, aber der Blick nach unten gerichtet, sodass der Nacken lang bleibt.

2 Heben Sie nun gleichzeitig den rechten Arm und das linke Bein nach oben an. Schieben Sie bewusst die linke Fußspitze weit von sich weg und heben Sie den Oberkörper ebenfalls ein etwas an. Halten Sie für einen Moment maximal die Spannung, dann legen Sie Arm und Bein ab und wiederholen zur anderen Seite.

HINWEIS

Richten Sie den Blick während der gesamten Bewegungsausführung immer nach unten, damit der Kopf in Verlängerung der Halswirbelsäule bleibt.

Variante 1: Superwoman ●●

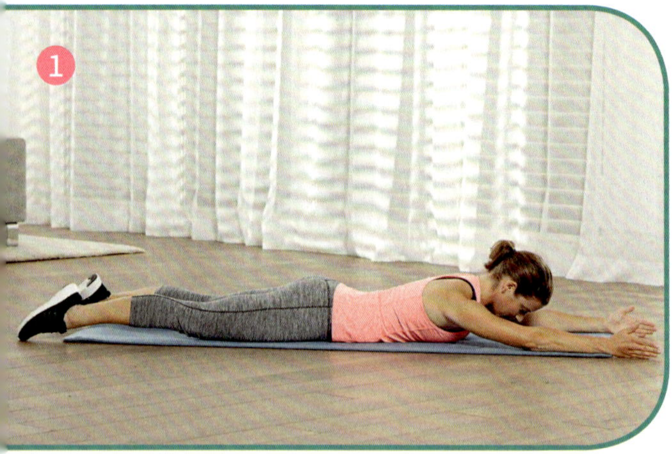

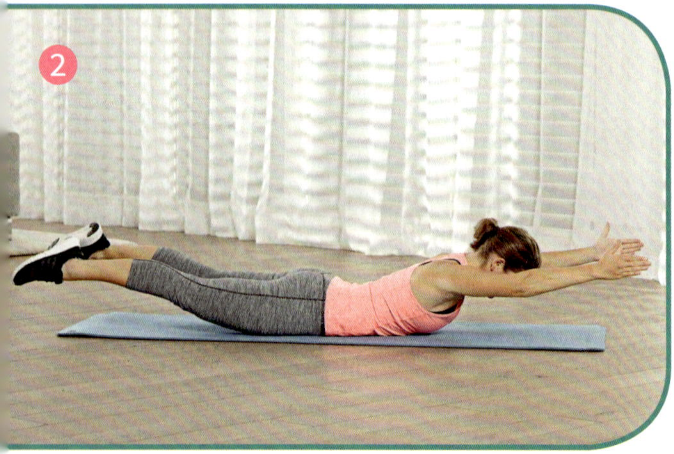

1 Kommen Sie in die Bauchlage und strecken Sie die Beine. Die Füße sind lang. Strecken Sie die Arme nach vorn, drehen Sie die Handflächen zueinander und stellen Sie die Handkanten auf. Die Daumen zeigen nach oben. Halten Sie die Finger geschlossen. Der Kopf ist leicht angehoben, aber der Blick nach unten gerichtet, sodass der Nacken lang bleibt.

2 Bringen Sie den Rumpf auf Spannung und heben Sie gleichzeitig den Oberkörper und beide Arme und Beine nach oben an. Schieben Sie dabei die Fußspitzen weit nach hinten weg. Halten Sie die Position.

HINWEISE

- Richten Sie den Blick während der gesamten Bewegungsausführung immer nach unten, damit der Kopf in Verlängerung der Halswirbelsäule bleibt.
- Es geht nicht darum, wie weit Sie Beine und Arme anheben können. Achten Sie darauf, dass sie gestreckt bleiben. Bringen Sie dadurch vor allem viel Länge in den Körper und stellen Sie sich vor, es würde jemand gleichzeitig an Finger- und Fußspitzen ziehen.

Variante 2: Paddeln ●●●

1 Kommen Sie in die Bauchlage und strecken Sie die Beine. Die Füße sind lang. Strecken Sie die Arme nach vorn, drehen Sie die Handflächen zueinander und stellen Sie die Handkanten auf. Die Daumen zeigen nach oben. Halten Sie die Finger geschlossen. Der Kopf ist leicht angehoben, aber der Blick nach unten gerichtet, sodass der Nacken lang bleibt.

2 Bringen Sie den Rumpf auf Spannung und heben Sie den Oberkörper sowie die Arme und Beine wenige Zentimeter vom Boden an.

3 Beginnen Sie nun zu paddeln, indem Sie mit Armen und Beinen gegengleiche schnelle Auf- und Abbewegungen ausführen.

HINWEIS

Das Tempo bestimmt die Intensität. Starten Sie zunächst langsam und bewusst, um die Stabilität in der Körpermitte zu kontrollieren. Wenn Sie sich sicher fühlen und sich steigern möchten, führen Sie die Bewegungen kleiner und schneller aus.

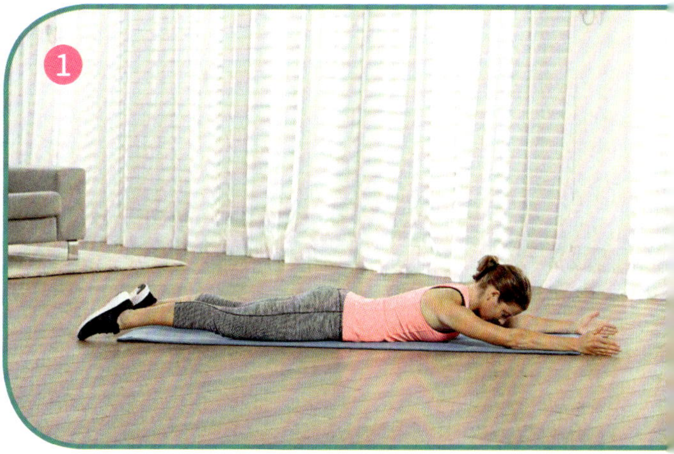

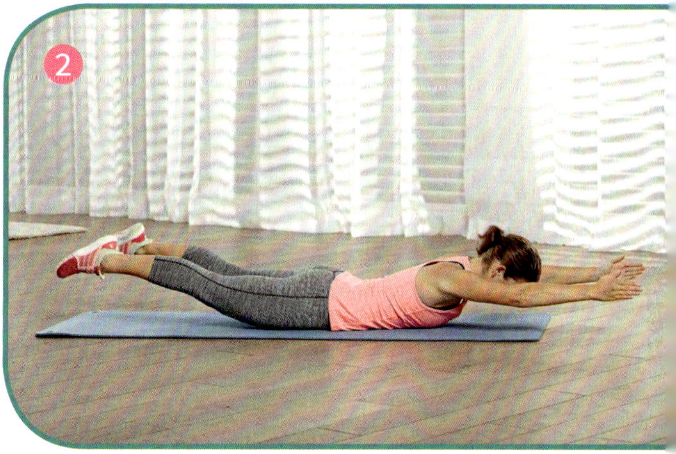

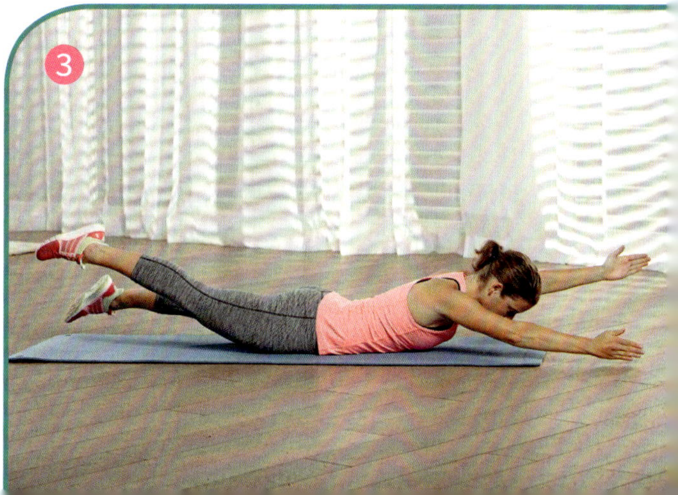

DRÜCKEN

Für definierte Arme

In dieser Übungskategorie werden die Brust- und Schultermuskulatur sowie der Armstrecker, der Trizeps, aktiviert. Je nachdem, wie intensiv eine Übung mit dem eigenen Körpergewicht ausgeführt wird, wirken auch die Rumpfmuskeln stabilisierend mit. Die klassische Drückbewegung ist der Liegestütz. Falls Sie denken sollten, dass diese Übung für Sie unmöglich zu schaffen sei, seien Sie beruhigt: Es gibt zahlreiche Varianten, mit denen Sie allmählich Kraft aufbauen werden.

Da Sie sich bei allen Übungen mit den Händen von etwas wegdrücken oder etwas von sich wegbewegen, sollten Sie auf die korrekte Ausrichtung der Handgelenke und zentrierte Schultern achten (Seite 28–31), um die Belastung für die einzelnen Gelenke möglichst gering zu halten.

Liegestütz an der Wand

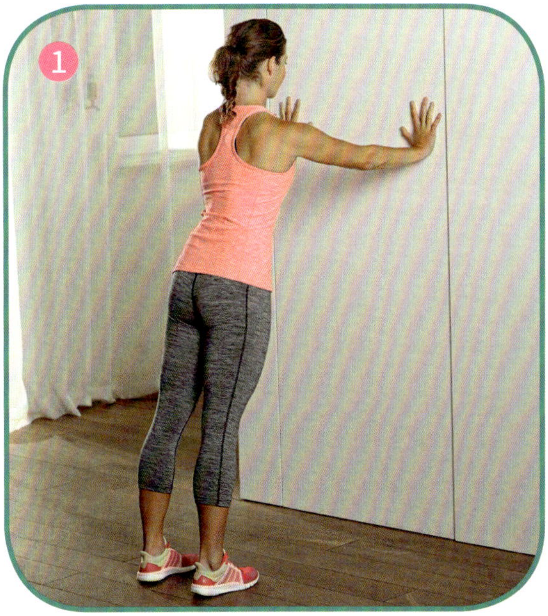

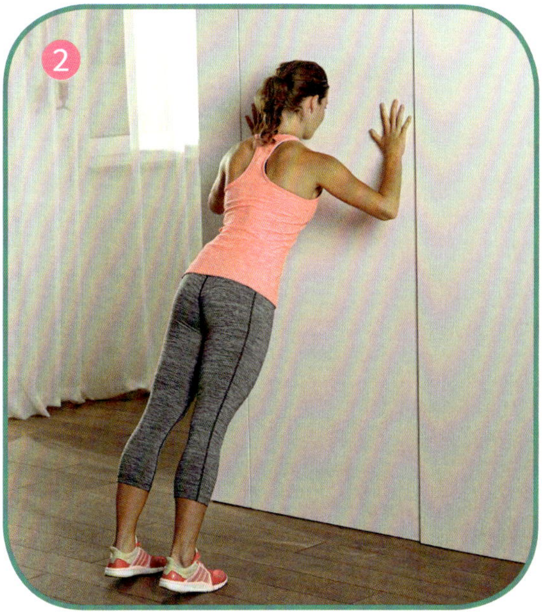

1 Stellen Sie sich mit etwa einem Meter Abstand frontal vor eine Wand. Strecken Sie die Arme auf Schulterhöhe nach vorn aus, sodass die Handflächen komplett die Wand berühren. Spannen Sie den Rumpf und das Gesäß an.

2 Führen Sie nun den Liegestütz aus, indem Sie die Arme beugen und den Oberkörper in Richtung Wand bewegen. Dabei dürfen die Fersen vom Boden abheben. Halten Sie die Ellenbogen so nah wie möglich am Körper. Stabilisieren Sie die Körpermitte, sodass der Körper eine Linie bildet. Drücken Sie sich anschließend wieder kraftvoll und kontrolliert zurück in die Ausgangsposition.

HINWEIS

Achten Sie darauf, dass das Becken auch im Stand nicht durchhängt. Ziehen Sie deshalb den Bauchnabel in Richtung Wirbelsäule und spannen Sie die Rumpfmuskeln an.

TIPP

Wenn Sie den Abstand zur Wand verändern, können Sie die Intensität variieren. Je weiter die Füße von der Wand entfernt sind, desto mehr Kraft müssen Sie in den Armen aufbringen und umso mehr arbeiten die Rumpfmuskeln, um den Körper zu stabilisieren.

Variante 1: Einarmiger Liegestütz an der Wand

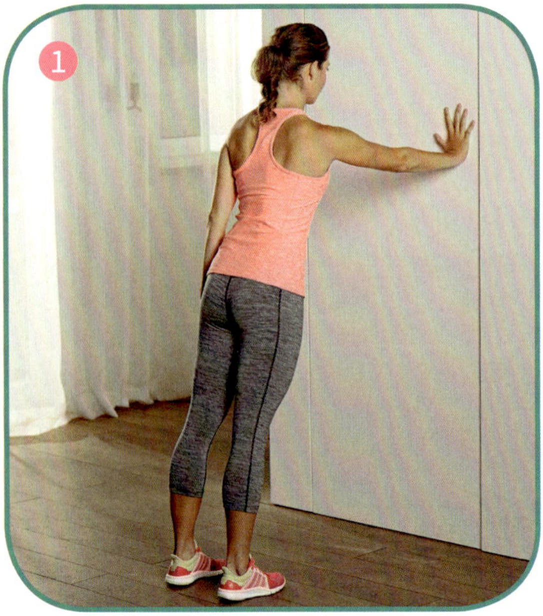

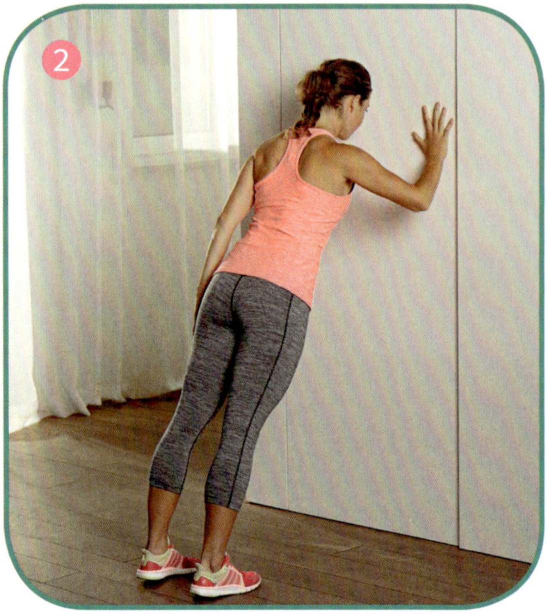

1 Stellen Sie sich mit etwa einem Meter Abstand frontal vor eine Wand. Strecken Sie den rechten Arm auf Schulterhöhe nach vorn, sodass die ganze Handfläche die Wand berührt. Die Hand befindet sich auf Höhe der rechten Schulter. Halten Sie den linken Arm stabil an der Körperaußenseite. Spannen Sie den Rumpf und das Gesäß an. Stabilisieren Sie die rechte Schulter, indem Sie die Schulter nochmals bewusst zur Wirbelsäule heranziehen.

2 Führen Sie nun den Liegestütz aus, indem Sie den rechten Arm beugen und den Oberkörper in Richtung Wand bewegen. Halten Sie die Stabilität in der Körpermitte aufrecht, sodass der Körper eine Linie bildet. Drücken Sie sich anschließend wieder kraftvoll und kontrolliert in die Ausgangsposition zurück und wiederholen Sie.

HINWEIS

Halten Sie die Stabilität in der Schulterpartie, damit beide Schultern auf einer Höhe bleiben.

TIPP

Wenn Sie den Abstand zur Wand verändern, können Sie die Intensität variieren. Je weiter die Füße von der Wand entfernt sind, desto mehr Kraft müssen Sie in den Armen aufbringen und umso mehr arbeiten die Rumpfmuskeln, um den Körper zu stabilisieren.

Variante 2: Liegestütz mit abgelegten Knien ●●●

1. Kommen Sie in den Vierfüßlerstand. Setzen Sie die Hände dann etwa eine Handbreit weiter vorn auf und öffnen Sie sie schulterbreit. Schieben Sie sich mit den Schultern nach vorn über die Handgelenke, sodass sich die Hände direkt unter den Schultern befinden. Dabei senken Sie den Po ab, sodass Oberkörper, Becken und Oberschenkel eine Linie bilden. Heben Sie dann die Unterschenkel an.

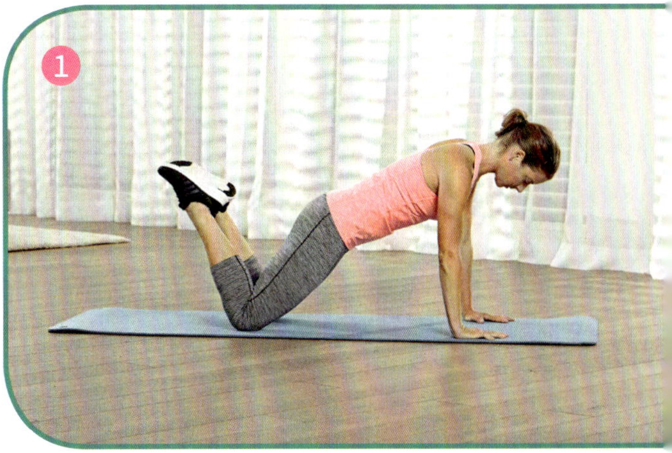

2. Führen Sie den Liegestütz aus, indem Sie die Arme beugen und den Oberkörper so weit wie möglich nach unten absenken, bis die Brust fast den Boden berührt. Halten Sie die Ellenbogen so nah wie möglich am Körper. Drücken Sie sich anschließend wieder kraftvoll und kontrolliert in die Ausgangsposition zurück.

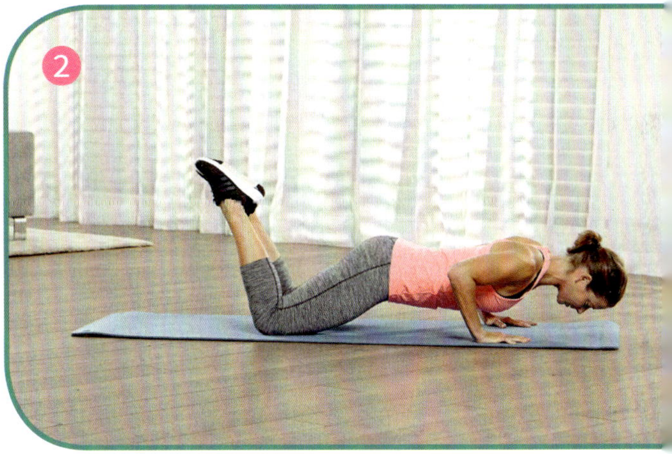

HINWEIS

Kontrollieren Sie während der gesamten Bewegungsausführung die Position der Schultern. Diese sollten sich immer von den Ohren wegbewegen, um unangenehme Verspannungen im Schulter-Nacken-Bereich zu vermeiden.

Variante 3: Klassischer Liegestütz ●●●

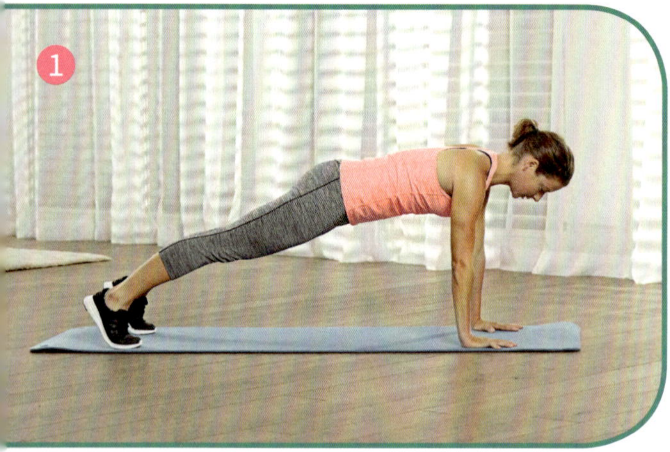

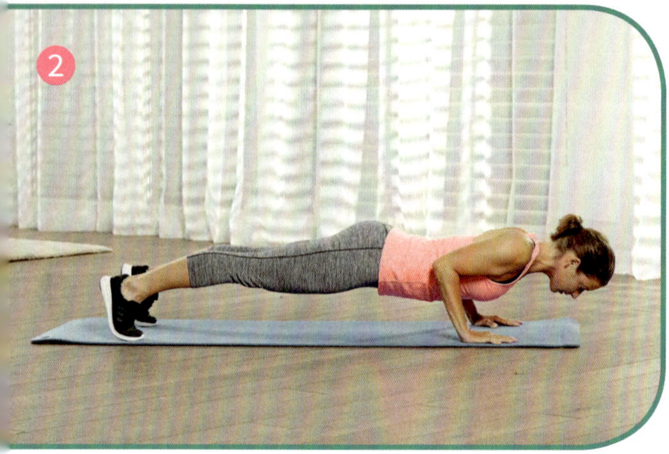

1. Kommen Sie in die Liegestützposition mit schulterbreit geöffneten Händen. Die Handgelenke befinden sich direkt unter den Schultern. Der ganze Körper ist von den Fersen bis zum Scheitel in einer Linie. Aktivieren Sie die Rumpfspannung, die Gesäß- und die Oberschenkelmuskeln, um diese Stabilität aufrechtzuerhalten.

2. Führen Sie den Liegestütz aus, indem Sie die Arme beugen und den Oberkörper so weit wie möglich nach unten absenken, bis die Brust fast den Boden berührt. Die Ellenbogen bleiben so nah wie möglich am Körper. Drücken Sie sich anschließend wieder kraftvoll und kontrolliert in die Ausgangsposition zurück.

HINWEISE

- Achten darauf, dass Sie die Arme beim Nach-oben-Drücken nicht komplett durchstrecken, um eine Überlastung der Ellenbogengelenke zu vermeiden.
- Wenn Sie am tiefsten Punkt sind, stehen auch hier die Schultern über den Handgelenken. Schieben Sie sich deshalb währen des Absinkens weder nach vorn noch nach hinten, sondern bleiben Sie in einer Linie.

Erhöhter Pyramidenliegestütz ●●

1 Stützen Sie sich mit schulterbreit geöffneten Händen auf einer Erhöhung, zum Beispiel einem Aerobic-Step oder einer stabilen Kiste, ab. Schieben Sie das Gesäß nach oben, sodass Sie in die umgedrehte V-Position kommen. Die Füße sind hüftbreit geöffnet. Das Gesäß bildet den höchsten Punkt. Die Arme sind gestreckt und der Kopf befindet sich in Verlängerung der Halswirbelsäule. Beugen Sie die Knie leicht an und heben Sie die Fersen an.

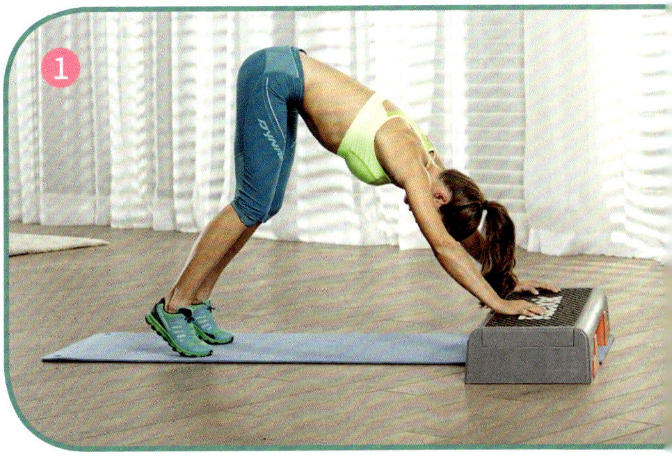

2 Führen Sie nun einen Liegestütz aus dieser Position aus, indem Sie die Arme beugen und die Stirn in Richtung Boden absenken. Die Ellenbogen dürfen dabei nach außen weisen. Die Ausrichtung der Hüften und Beine bleibt unverändert, denn die Bewegung geht nur von Armen und Schultern aus. Drücken Sie sich anschließend wieder kraftvoll nach oben.

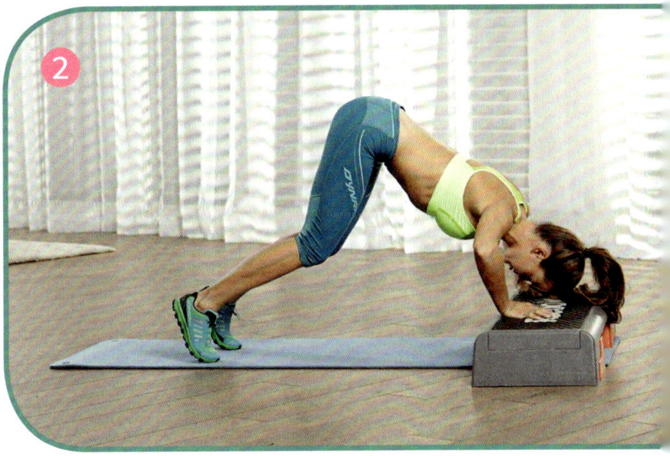

HINWEIS

Lassen Sie den Kopf entspannt hängen, sodass keine Spannung im Nacken entsteht. Oberkörper und Kopf bilden dabei eine Linie.

Variante: Pyramidenliegestütz ●●●

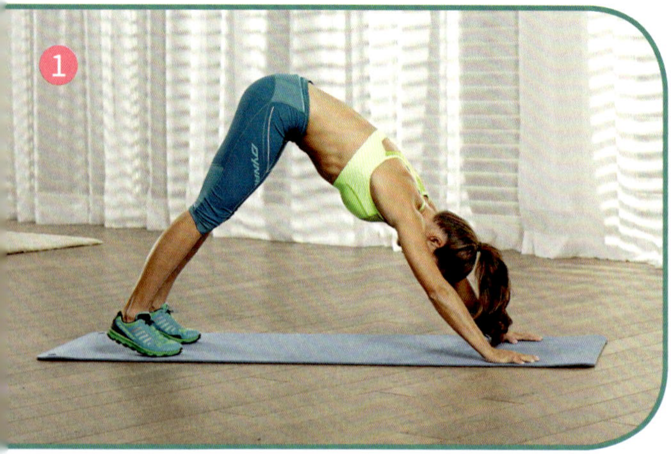

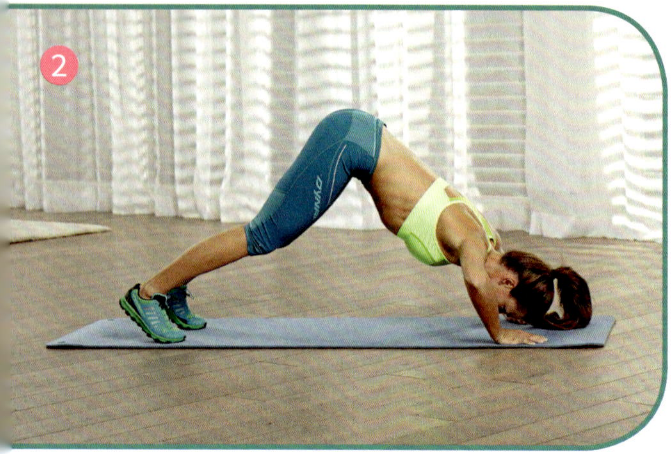

1. Starten Sie im umgedrehten V. Die Hände sind schulterbreit, die Füße hüftbreit geöffnet. Das Gesäß bildet den höchsten Punkt. Die Arme sind gestreckt und der Kopf befindet sich in Verlängerung der Halswirbelsäule. Beugen Sie die Knie leicht an und heben Sie die Fersen an.

2. Führen Sie einen Liegestütz aus, indem Sie die Arme beugen und die Stirn in Richtung Boden absenken. Die Ellenbogen dürfen dabei nach außen weisen. Die Ausrichtung der Hüften und Beine bleibt unverändert, denn die Bewegung geht nur von Armen und Schultern aus. Drücken Sie sich anschließend wieder kraftvoll nach oben.

TIPP

Wenn Sie sich mehr herausfordern möchten, halten Sie am tiefsten Punkt, wenn die Stirn fast den Boden berührt, für ein bis zwei Sekunden die Position.

Plyometrischer Liegestütz aus dem Kniestand

1 Kommen Sie in den Vierfüßlerstand. Setzen Sie die Hände etwa eine Handbreit weiter vorn auf und öffnen Sie sie schulterbreit. Schieben Sie sich mit den Schultern nach vorn über die Handgelenke, sodass sich die Hände direkt unter den Schultern befinden. Dabei senken Sie den Po ab, sodass Oberkörper, Becken und Oberschenkel eine Linie bilden.

2 Beugen Sie nun die Ellenbogen, senken Sie den Oberkörper ab und spannen Sie den Rumpf an.

3 Aus dieser Position drücken Sie sich nun explosiv so weit wie möglich vom Boden ab. Landen Sie sofort wieder sanft in der Liegestützposition mit leicht gebeugten Ellenbogen und wiederholen Sie das explosive Hochdrücken dynamisch.

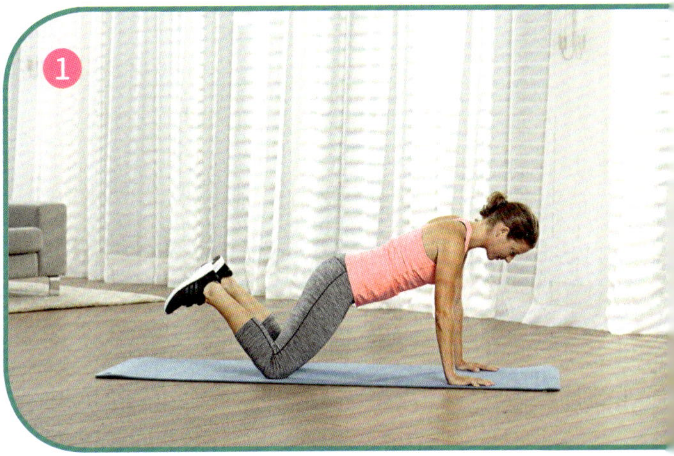

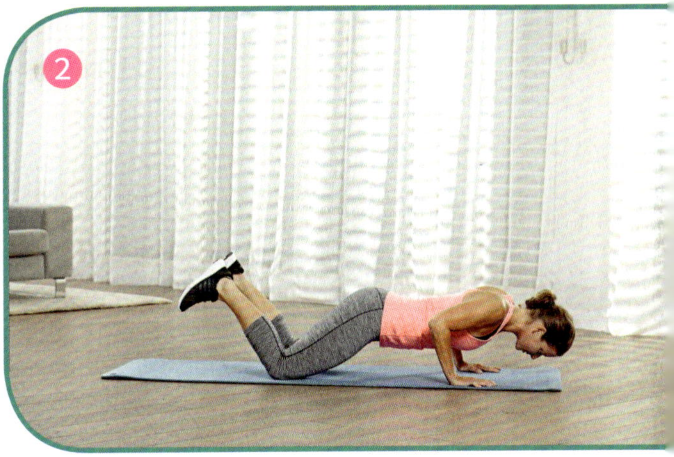

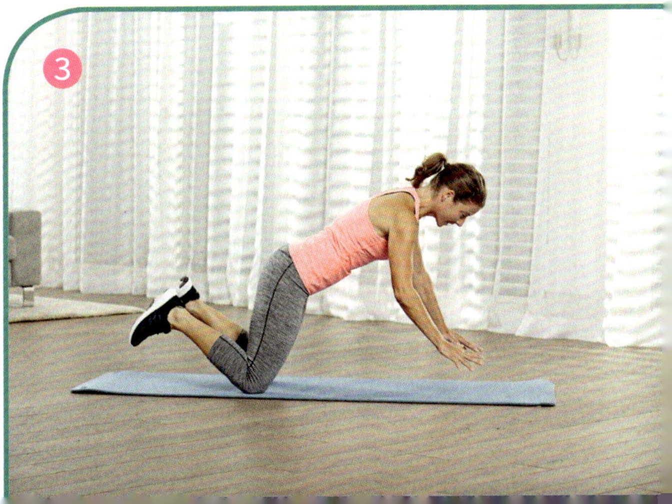

Krabbeln

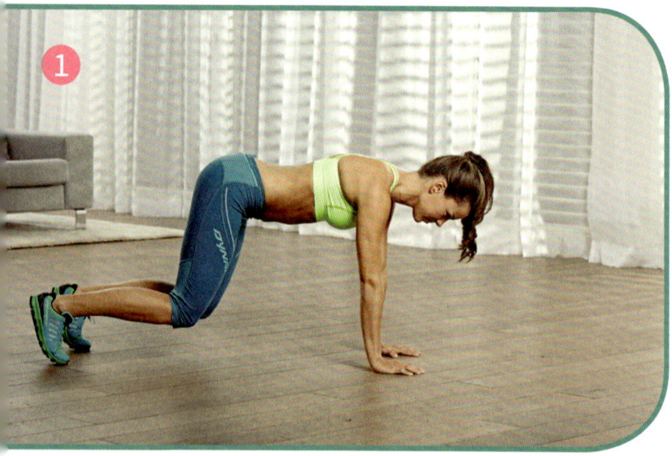

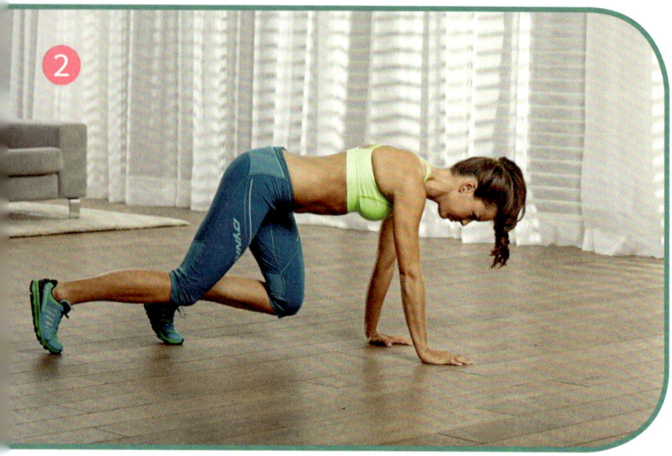

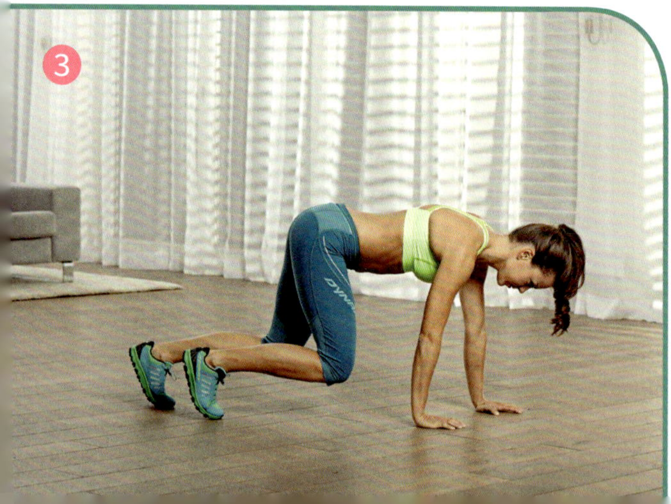

1. Nehmen Sie den Vierfüßlerstand mit hüftbreit geöffneten Knien ein. Platzieren Sie die Handgelenke direkt unter den Schultern, die Knie sind unter den Hüften. Stellen Sie die Fußspitzen auf. Setzen Sie die ganze Handfläche auf den Boden auf und spreizen Sie die Finger weit. Dann aktivieren Sie die Bauch- und Schultermuskulatur und heben die Knie etwa fünf Zentimeter vom Boden an. Ihr Blick ist zum Boden gerichtet.

2. Beginnen Sie nun vorwärts zu krabbeln, indem Sie die rechte Hand und den linken Fuß gleichzeitig nach vorn setzen. Das Becken und die Schultern bleiben dabei stabil.

3. In einer fließenden Bewegung machen Sie mit linker Hand und rechtem Fuß gleichzeitig einen Schritt nach vorn. Bewegen Sie sich in diesem Bewegungsmuster fort.

HINWEIS
Achten Sie auf eine simultane Bewegung von Armen und Beinen. Beides wird gleichzeitig angehoben und auch gleichzeitig wieder abgesetzt.

TIPP
Führen Sie zunächst kleine Schritte aus und lenken Sie Ihr Bewusstsein auf die Stabilität in Becken und Schultern. Auch wenn die Bewegung auf den ersten Blick einfach erscheinen mag, ist es eine Herausforderung, den Oberkörper fast bewegungslos mitzuführen.

Trizepsdrücken

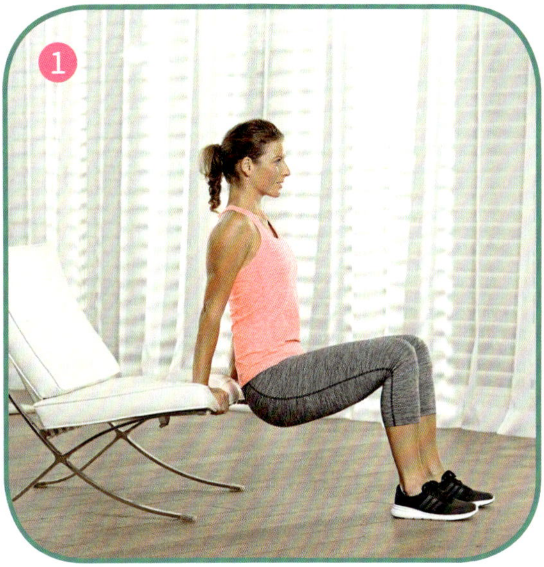

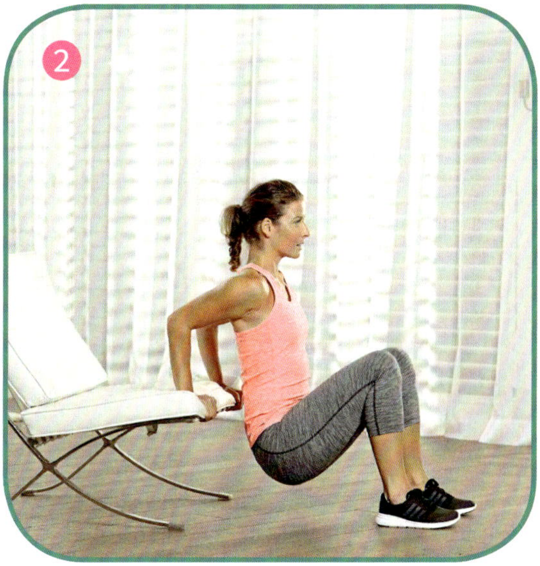

1 Setzen Sie sich auf die Kante eines Stuhls oder eines Hockers und platzieren Sie die Hände rechts und links neben dem Gesäß an der Stuhlkante, sodass die Fingerspitzen nach unten zeigen. Stellen Sie die Beine angewinkelt auf. Strecken Sie die Arme nicht komplett durch. Dann heben Sie das Gesäß an und platzieren Sie es direkt vor der Stuhlkante, sodass es frei schwebt. Drücken Sie sich deutlich aus den Schultern nach oben und halten Sie sie fixiert.

2 Beim Trizepsdrücken beginnen Sie mit dem Absinken: Beugen Sie die Ellenbogen, sodass diese nach hinten zeigen, und senken Sie das Gesäß so weit ab, bis Ober- und Unterarme am tiefsten Punkt einen 90-Grad-Winkel bilden. Drücken Sie sich mit der Kraft aus den Armen wieder nach oben und wiederholen Sie.

HINWEISE

- Achten Sie darauf, dass die Bewegung nur aus den Armen kommt. Die Ellenbogen werden dabei nicht komplett durchgestreckt.
- Auch am tiefsten Punkt drücken Sie sich aus den Schultern heraus. Ziehen Sie nicht den Kopf ein.
- Es ist wichtig, die Ellenbogen eng am Körper zu führen, damit der Trizeps die Hauptarbeit leistet. Klappen Sie die Ellenbogen nicht nach außen, da Sie ansonsten den Brustmuskel trainieren und zudem unnötig die Schultergelenke belasten.

Variante 1: Einbeiniges Trizepsdrücken ●●●

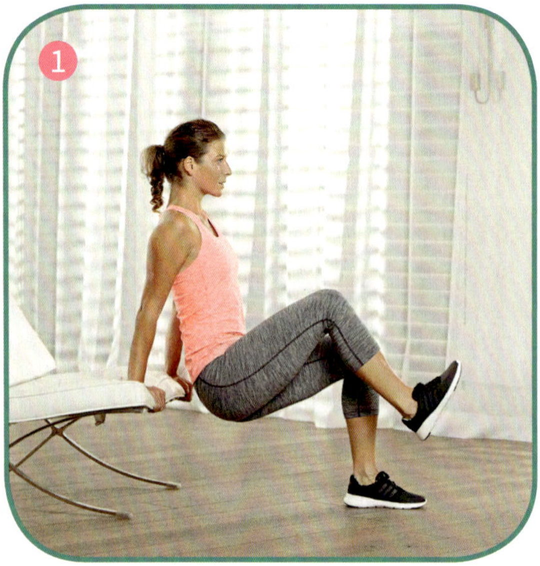

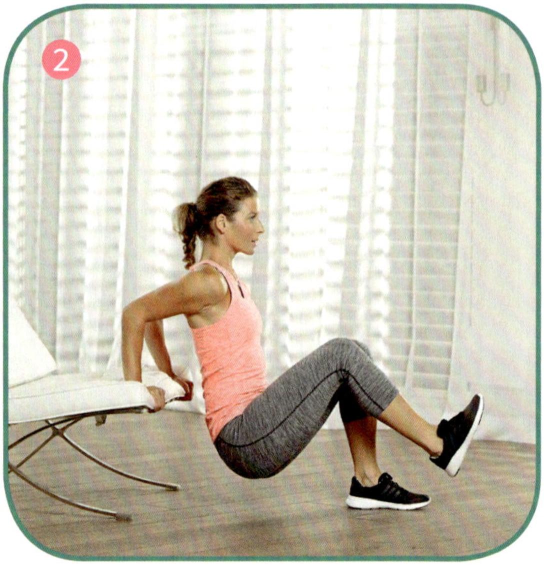

1. Setzen Sie sich auf die Kante eines Stuhls oder eines Hockers und platzieren Sie die Hände rechts und links neben dem Gesäß an der Stuhlkante, sodass die Fingerspitzen nach unten zeigen. Strecken Sie die Arme nicht komplett durch. Stellen Sie das linke Bein angewinkelt auf. Heben Sie das rechte Bein angewinkelt vom Boden ab. Dann heben Sie das Gesäß an und platzieren Sie es direkt vor der Stuhlkante, sodass es frei schwebt. Drücken Sie sich deutlich aus den Schultern nach oben und halten Sie sie fixiert.

2. Winkeln Sie nun die Ellenbogen nach hinten an und senken Sie das Gesäß so weit ab, bis Ober- und Unterarme am tiefsten Punkt einen 90-Grad-Winkel bilden. Drücken Sie sich mit der Kraft aus den Armen wieder nach oben und wiederholen Sie.

Variante 2: Trizepsdrücken mit gestreckten Beinen ●●●

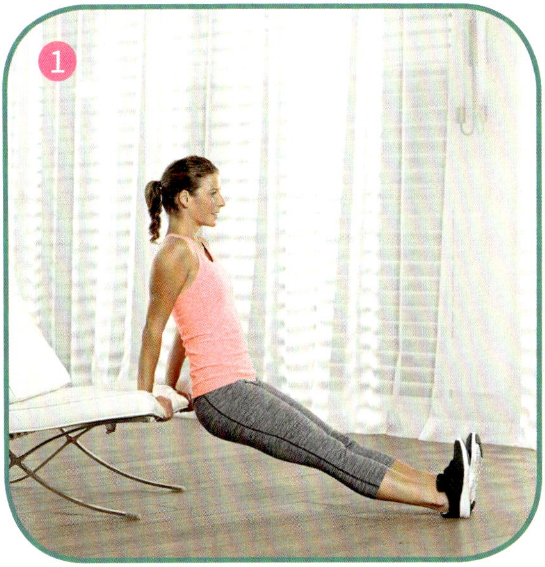

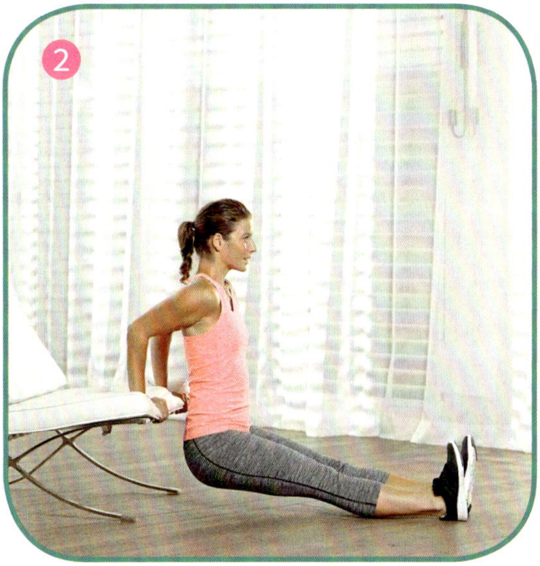

1. Setzen Sie sich auf die Kante eines Stuhls oder eines Hockers und platzieren Sie die Hände rechts und links neben dem Gesäß an der Stuhlkante, sodass die Fingerspitzen nach unten zeigen. Strecken Sie die Arme nicht komplett durch. Dann strecken Sie die Beine und stellen die Fersen auf. Heben Sie das Gesäß an und platzieren Sie es direkt vor der Stuhlkante, sodass es frei schwebt. Sie benötigen hier deutlich mehr Spannung in Rumpf und Beinen als bei der Grundübung (Seite 79) und bei Variante 1 (links). Drücken Sie sich deutlich aus den Schultern nach oben und halten Sie sie fixiert.

2. Winkeln Sie die Ellenbogen nach hinten an und senken Sie das Gesäß so weit ab, bis Ober- und Unterarme am tiefsten Punkt einen 90-Grad-Winkel bilden. Behalten Sie die Spannung in Rumpf und Beinen bei. Drücken Sie sich aus den Armen wieder nach oben und wiederholen Sie.

ZIEHEN

Für einen starken Rücken und eine gesunde Wirbelsäule

Zugbewegungen lassen die Muskeln aktiv werden, die bei den Druckbewegungen nicht gefordert werden. Dazu gehörten die gesamte Rückenmuskulatur und ebenso die Muskeln, die das Schulterblatt umgeben, sowie der Armbeugemuskel, der Bizeps.

Der Klassiker unter den Zugübungen ist der Klimmzug, der hier jedoch nicht Teil des funktionellen Trainings ist. Sie werden aber mit vielen Varianten von Zugbewegungen Bekanntschaft machen, mit denen Sie an den klassischen Klimmzug herangeführt werden. Dazu gehören beispielsweise Ruderbewegungen. Bei allen Zugbewegungen sind die Schultern stark beteiligt. Eine gute Mobilisation ist deshalb unerlässlich. Wenn Sie solche Bewegungen ausführen, sollten Sie immer darauf achten, dass Sie die Schultern weg von den Ohren ziehen, das heißt, ziehen Sie sie bewusst nach hinten unten. Bei dieser Bewegung nähern sich die Schulterblätter im Rücken an.

Dynamisches Ziehen in das große X

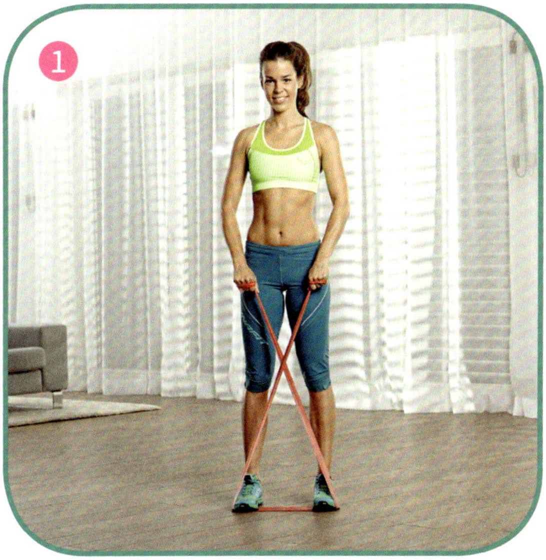

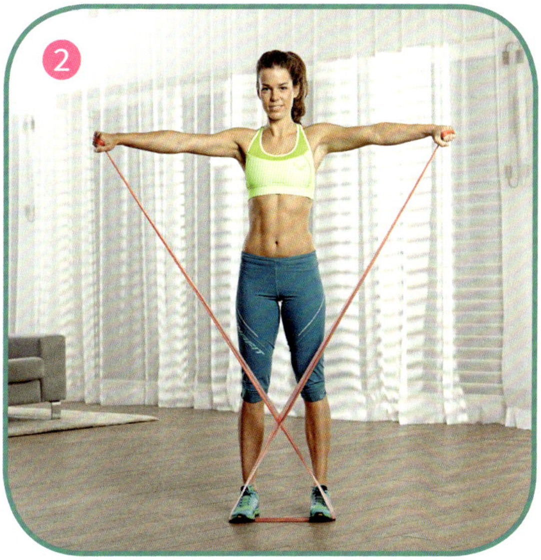

1 Nehmen Sie einen aufrechten Stand mit schulterbreit geöffneten Füßen ein, die Füße sind parallel. Platzieren Sie ein langes Gymnastikband mittig unter den Füßen. Kreuzen Sie das Band, wickeln Sie die Enden jeweils einmal um die Mittelhand und greifen Sie das Band fest. Bringen Sie das Band leicht auf Zug und ziehen Sie die Schultern bewusst nach hinten

2 Öffnen Sie nun die Arme gegen den Widerstand des Bandes seitlich nach oben, sodass die Arme etwa auf Schulterhöhe sind. Die Handflächen zeigen nach unten. Senken Sie die Arme langsam und kontrolliert ab, ohne die Spannung des Bandes zu lösen.

HINWEIS

Das Gymnastikband sollte immer gespannt bleiben. Je straffer Sie es greifen, desto intensiver ist die Übungsausführung.

TIPP

Variieren Sie die Intensität der Übung, indem Sie eine andere Bandstärke wählen. Diese ist je nach Hersteller für Einsteiger und Fortgeschrittene mit unterschiedlichen Farben gekennzeichnet.

Variante: Dynamisches Ziehen mit Kniebeuge ●●●

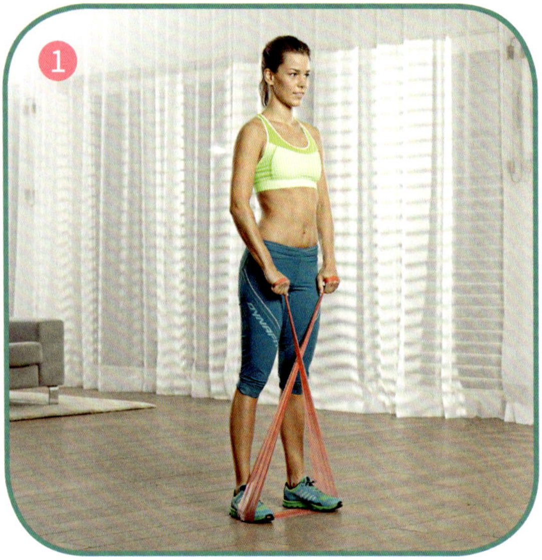

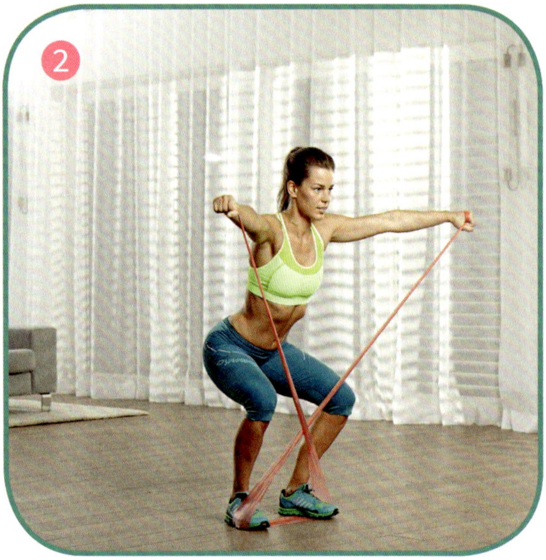

1. Nehmen Sie einen aufrechten Stand mit schulterbreit geöffneten Füßen ein, die Füße sind parallel. Platzieren Sie ein langes Gymnastikband mittig unter den Füßen. Kreuzen Sie das Band, wickeln Sie die Enden jeweils einmal um die Mittelhand und greifen Sie das Band fest. Bringen Sie das Band leicht auf Zug und ziehen Sie die Schultern bewusst nach hinten unten. Beugen Sie die Knie leicht an, damit Sie stabil stehen. Spannen Sie den Rumpf an

2. Öffnen Sie nun die Arme gegen den Widerstand des Bands seitlich nach oben und führen Sie gleichzeitig eine Kniebeuge aus. Dabei schieben Sie das Gesäß weit nach hinten, sodass die Knie über dem Mittelfuß bleiben. Die Arme sind etwa auf Schulterhöhe. Halten Sie den Rücken gestreckt. Kommen Sie wieder in die Ausgangsposition zurück, ohne die Spannung des Bands zu lösen.

Rudern an der Tür

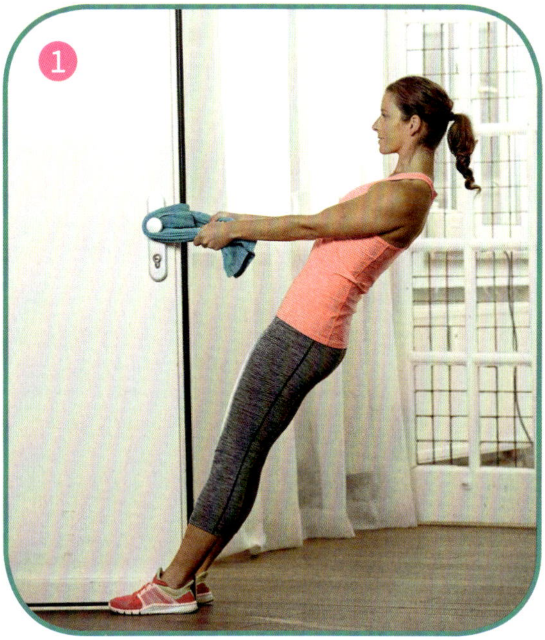

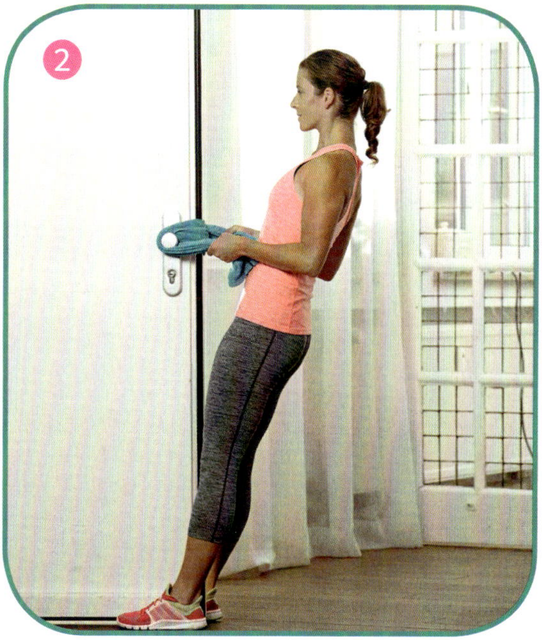

1 Stellen Sie sich frontal zu einer Türkante und wickeln Sie ein Handtuch um beide Türklinken. Platzieren Sie jeweils einen Fuß links und rechts neben der Tür. Halten Sie beide Enden des Handtuchs fest und neigen Sie sich nach hinten, bis die Arme gestreckt sind. Achten Sie darauf, dass der Rücken ebenfalls gestreckt bleibt. Spannen Sie den Rumpf an.

2 Führen Sie die Ruderbewegung aus, indem Sie beide Ellenbogen beugen und so den Oberkörper möglichst nah zur Tür heranziehen. Führen Sie die Ellenbogen dabei eng am Körper. Halten Sie den Körper stabil und auf Spannung. Senken Sie sich dann langsam und kontrolliert wieder ab.

HINWEIS

Je aufrechter Sie beginnen, desto einfacher ist die Übung. Je weiter vorn Sie die Füße platzieren, desto schwieriger wird die Ausführung, da Sie sich aus einer tieferen Position nach oben ziehen müssen.

Variante 1: Horizontales Rudern mit aufgestellten Beinen ●●○

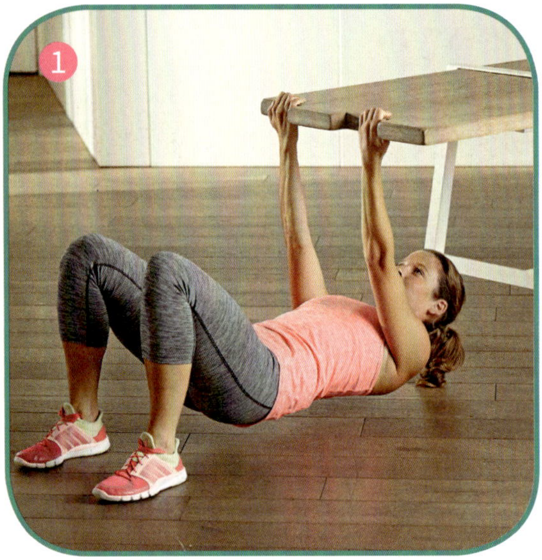

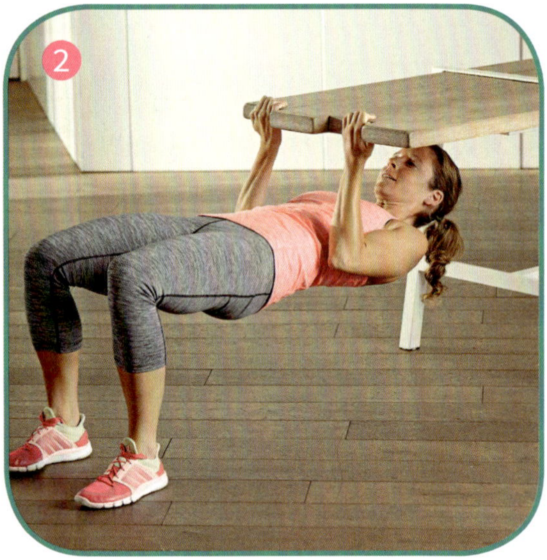

1 Legen Sie sich unter einen stabilen Tisch. Stellen Sie die Füße hüftbreit auf und greifen Sie etwas mehr als schulterbreit die Tischkante. Die Schultern befinden sich unterhalb der Hände. Je nachdem wie hoch der Tisch ist, schweben das Becken und der Rücken in der Luft, wenn die Arme gestreckt sind. Bringen Sie den Rumpf auf Spannung und aktivieren Sie die Gesäßmuskulatur, damit das Becken nicht nach unten absinkt.

2 Führen Sie nun die Zugbewegung aus, indem Sie die Arme beugen und das Brustbein möglichst nah zur Tischkante ziehen. Halten Sie dabei die Körpermitte stabil. Führen Sie die Arme eng am Körper. Oberschenkel, Becken und Oberkörper bilden eine Linie. Senken Sie sich dann langsam und kontrolliert wieder ab.

Variante 2: Horizontales Rudern mit gestreckten Beinen ●●●

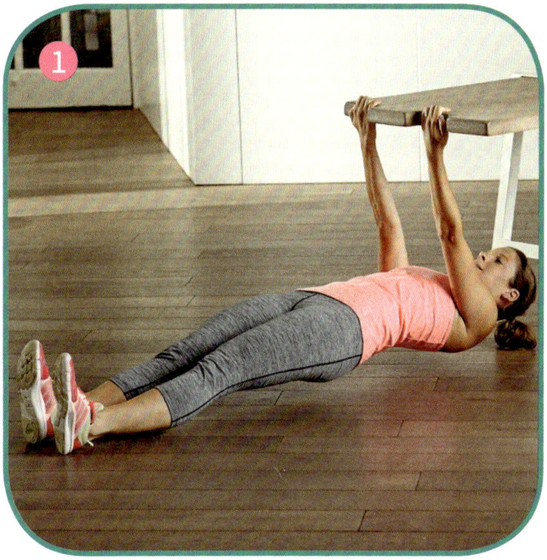

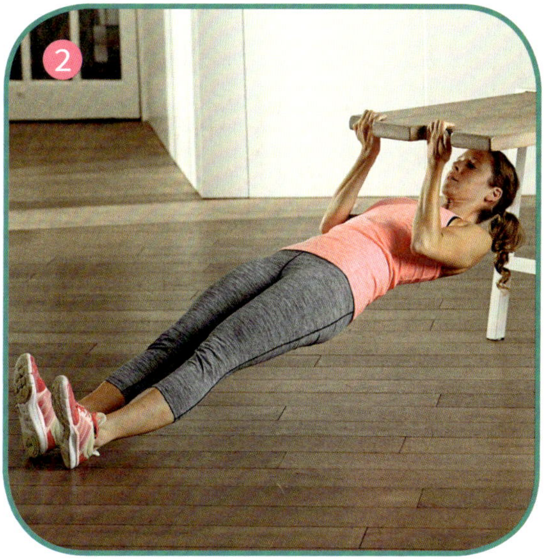

1 Legen Sie sich mit gestreckten Beinen unter einen stabilen Tisch. Greifen Sie etwas mehr als schulterbreit die Tischkante. Die Schultern befinden sich unterhalb der Hände. Je nachdem wie hoch der Tisch ist, schweben das Becken und der Rücken in der Luft, wenn die Arme gestreckt sind. Es befinden sich nur noch die Fersen am Boden. Bringen Sie den Rumpf auf Spannung und aktivieren Sie die Gesäßmuskulatur, damit das Becken nicht nach unten absinkt.

2 Führen Sie nun die Zugbewegung aus, indem Sie die Arme beugen und das Brustbein möglichst nah zur Tischkante ziehen. Halten Sie dabei den Körper stabil und in einer Linie. Führen Sie die Arme eng am Körper. Senken Sie sich dann langsam und kontrolliert wieder ab.

TIPP

Diese Übung erfordert viel Kraft. Sollten Sie die Übung mit gestreckten Beinen noch nicht schaffen, winkeln Sie die Knie leicht an.

KNIEBEUGEN

Für wohlgeformte Beine

Bei diesen Übungen stehen die Oberschenkel und das Gesäß im Mittelpunkt. Aber auch hier gilt: Es werden nicht einzelne Muskeln isoliert, sondern ganze Muskelketten trainiert. Kniebeugebewegungen sind sehr komplex und aktivieren neben der Oberschenkelvorderseite die gesamte Beinmuskulatur. Auch die Rumpfmuskulatur muss kräftig mitarbeiten, da sie stabilisierend immer dabei ist. So ist diese Art der Bewegung ein tolles Allround-Paket.

Achten Sie auf die richtige Ausführung und die korrekte Ausrichtung der Gelenke (Seite 28/29). Besonders die Beinachse, also die Verbindung zwischen Fuß, Knie und Hüfte, sollte stimmen.

Kniebeuge ●

1 Nehmen Sie einen aufrechten Stand mit schulterbreit geöffneten Füßen ein. Die Füße sind parallel, die Fußspitzen zeigen nach vorn und das Gewicht ist auf beide Füße gleichmäßig verteilt. Die Arme befinden sich seitlich am Körper.

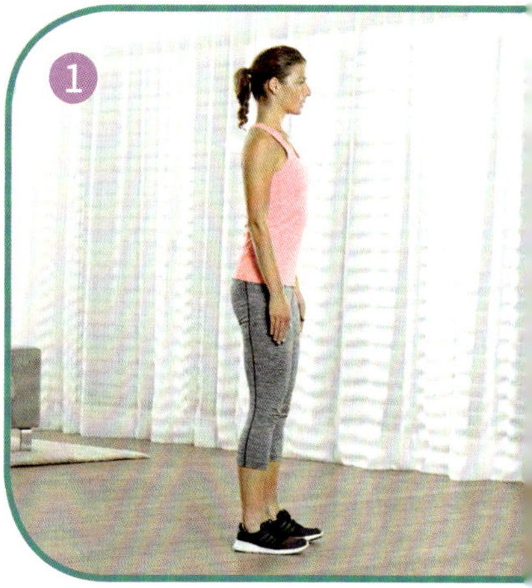

2 Führen Sie eine Kniebeuge aus, indem Sie das Gesäß weit nach hinten unten absenken. Verlagern Sie das Gewicht dabei etwas mehr auf die Fersen. Am tiefsten Punkt sind die Oberschenkel mindestens waagerecht. Wenn Sie können, gehen Sie noch tiefer. Die Knie befinden sich über dem Mittelfuß, damit die Belastung für die Kniegelenke gering bleibt. Während des Absenkens heben Sie die Arme auf Schulterhöhe nach vorn an. Halten Sie den Rücken gestreckt. Drücken Sie sich wieder kraftvoll nach oben, indem Sie die Fersen in den Boden drücken und gleichzeitig die Hüften nach vorn schieben. Senken Sie die Arme wieder ab.

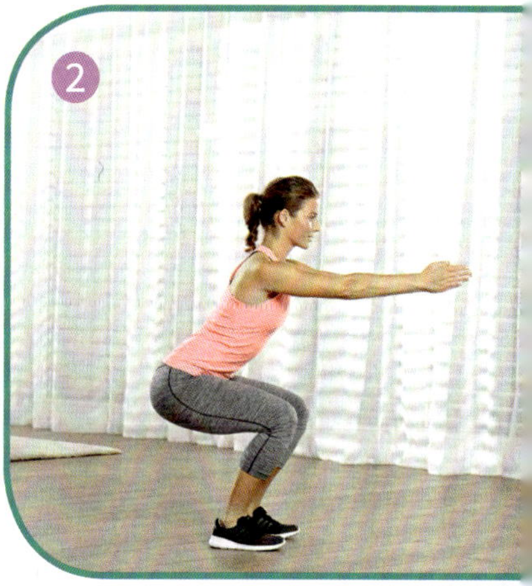

HINWEIS
Die Knie behalten während der Ausführung immer den gleichen Abstand zueinander. Lassen Sie sie weder nach innen noch nach außen kippen. Durch die bewusste Belastung der Fußaußenkanten können Sie dem entgegenwirken.

Info

Die tiefe Kniebeuge

Es hält sich hartnäckig die Meinung, dass die tiefe Kniebeuge, bei der die Knie mehr als im 90-Grad-Winkel gebeugt sind, zu belastend für die Kniegelenke sei. Genau das Gegenteil ist der Fall. Eine tiefe Kniebeuge ist nichts anderes als eine Hocke, die in der Natur des Menschen liegt, und ist für die Knie unproblematisch. Sportwissenschaftliche Studien haben ergeben, dass die 90-Grad-Kniebeuge sogar belastender ist als die tiefe Kniebeuge. Die Tiefe der Kniebeuge hängt jedoch auch von der Beweglichkeit des Fußgelenks ab, die bei Kniebeugen mittrainiert wird.

Variante 1: Kniebeuge mit Gewicht ●●●

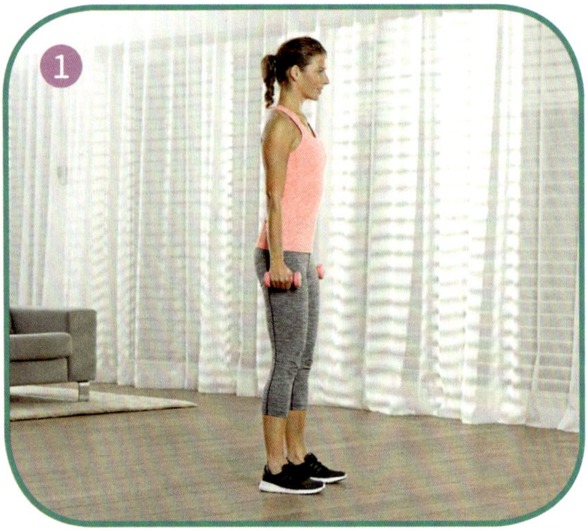

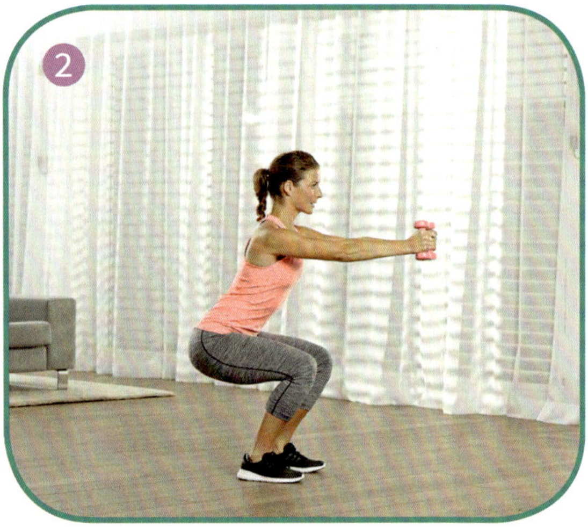

1 Nehmen Sie einen aufrechten Stand mit schulterbreit geöffneten Füßen ein. Die Füße sind parallel, die Fußspitzen zeigen nach vorn und das Gewicht ist auf beide Füße gleichmäßig verteilt. Greifen Sie zwei Gewichte und lassen Sie die Arme seitlich am Körper.

2 Führen Sie eine Kniebeuge aus, indem Sie das Gesäß weit nach hinten unten absenken. Verlagern Sie das Gewicht dabei etwas mehr auf die Fersen. Am tiefsten Punkt sind die Oberschenkel mindestens waagerecht. Wenn Sie können, gehen Sie noch tiefer. Die Knie befinden sich über dem Mittelfuß, damit die Belastung für die Kniegelenke gering bleibt. Heben Sie während des Absenkens die Arme mit den Gewichten auf Schulterhöhe nach vorn an. Halten Sie den Rücken gestreckt. Drücken Sie sich wieder kraftvoll nach oben, indem Sie die Fersen in den Boden drücken und gleichzeitig die Hüften nach vorn schieben. Senken Sie die Gewichte ab.

HINWEIS

Die Kniebeuge ist sehr komplex. Sie erfordert nicht nur Kraft, sondern ebenso Beweglichkeit – sowohl in der Hüfte als auch in Knie- und Fußgelenk.

TIPP

Die Fersen sollten immer Kontakt zum Boden haben. Wenn Ihnen das schwerfällt, können Sie die Fersen auf eine kleine Erhöhung, zum Beispiel ein Buch oder einen Keil, stellen. Die korrekte Ausführung wird Ihnen mit dieser Unterstützung deutlich leichter fallen.

Variante 2: Kniebeuge mit Miniband ●●●

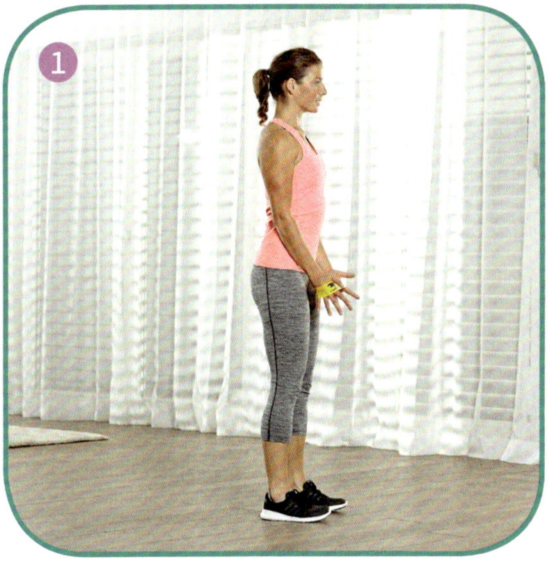

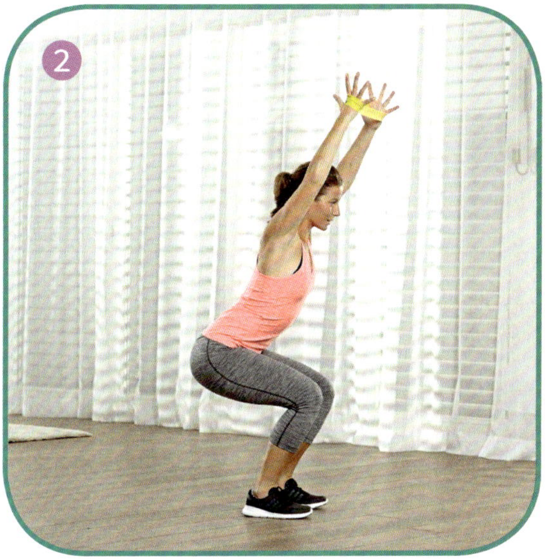

1 Nehmen Sie einen aufrechten Stand mit schulterbreit geöffneten Füßen ein. Die Füße sind parallel, die Fußspitzen zeigen nach vorn und das Gewicht ist auf beide Füße gleichmäßig verteilt. Platzieren Sie ein Miniband um die Mittelhand und bringen Sie es auf Zug. Spreizen Sie dabei die Finger.

2 Führen Sie eine Kniebeuge aus, indem Sie das Gesäß absenken und den Körperschwerpunkt so weit wie möglich nach hinten und etwas mehr auf die Fersen verlagern. Am tiefsten Punkt sind die Oberschenkel mindestens waagerecht. Die Knie befinden sich über dem Mittelfuß, damit die Belastung für die Kniegelenke gering bleibt. Heben Sie während des Absenkens die Arme gestreckt über den Kopf, sodass die Oberarme neben den Ohren sind. Drücken Sie sich wieder kraftvoll nach oben, indem Sie die Fersen in den Boden drücken und gleichzeitig die Hüften nach vorn schieben. Senken Sie die Arme ab.

TIPP

Als Alternative zum Miniband können Sie auch ein Handtuch oder einen Besenstiel verwenden. Beim Besenstiel können Sie die Öffnung der Hände variieren: Je weiter geöffnet, desto leichter können Sie die Arme nach oben strecken, da mehr Beweglichkeit in den Schultern möglich ist. Das Handtuch halten Sie so gespannt wie möglich.

Breite Kniebeuge

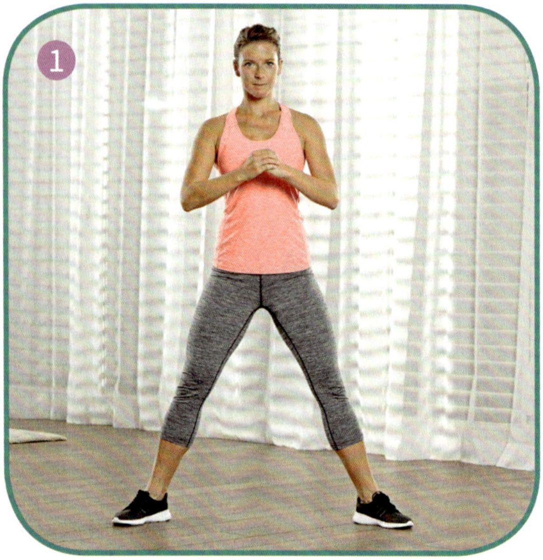

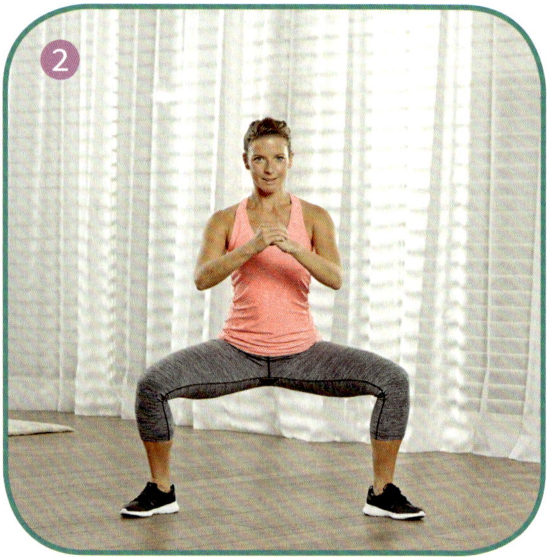

1 Beginnen Sie mit breit gegrätschten Füßen. Drehen Sie die Fußspitzen leicht nach außen und beugen Sie die Knie etwas an. Halten Sie die Arme locker vor der Brust.

2 Führen Sie eine Kniebeuge aus, indem Sie das Gesäß nach unten absenken und weit nach hinten schieben. Die Haltung bleibt aufrecht und der Rücken gestreckt. Die Knie schieben nach außen in Richtung Fußspitzen, bleiben aber über dem Mittelfuß. Aktivieren Sie die Gesäßmuskeln und drücken Sie sich wieder nach oben.

HINWEIS

Diese Variante der Kniebeuge erfordert eine gewisse Beweglichkeit in den Hüften. Gehen Sie nur so tief, wie Sie auch die Knie nach außen schieben können. Kippen die Knie nach innen, ist die Belastung für die Knie- und Sprunggelenke ungünstig.

Ausfallschritt

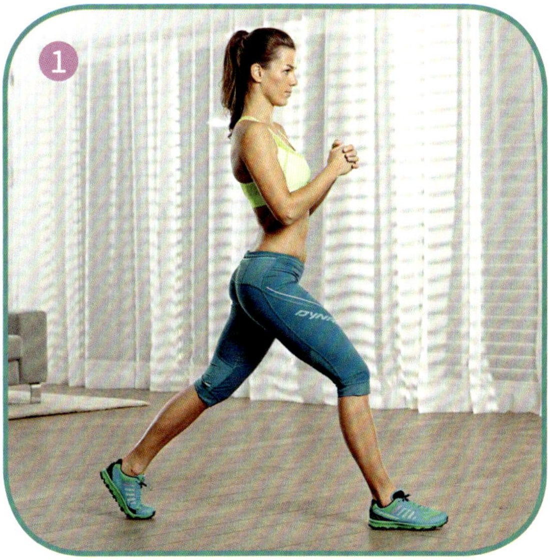

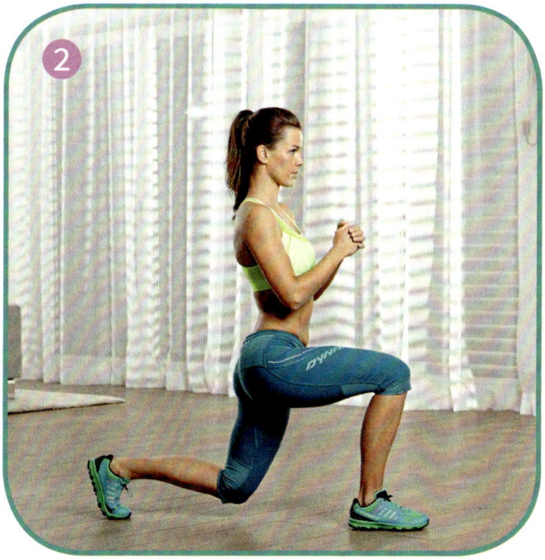

1 Machen Sie mit dem rechten Fuß einen großen Schritt nach vorn. Die hintere Ferse ist angehoben, beide Knie sind leicht gebeugt. Die Fußspitzen zeigen nach vorn, die Füße sind hüftbreit geöffnet und parallel. Verteilen Sie das Gewicht gleichmäßig auf beide Füße. Halten Sie den Rücken gestreckt und spannen Sie die Bauchmuskeln an. Die Arme sind locker vor der Brust. Ihr Blick ist nach vorn gerichtet.

2 Beugen Sie beide Knie und senken Sie das Gesäß ab. Das linke Knie befindet sich knapp über dem Boden, der rechte Oberschenkel ist an der tiefsten Position waagerecht. Das vordere Knie befindet sich über der Ferse oder dem Mittelfuß. Der Oberkörper bleibt aufrecht. Drücken Sie sich kraftvoll wieder nach oben und wiederholen Sie.

HINWEIS

Wenn es Ihnen schwerfällt, das Gleichgewicht zu halten, öffnen Sie die Füße schulterbreit. So stehen Sie deutlich stabiler und die Bewegungsausführung wird kontrollierter.

TIPP

Wenn Sie die Intensität steigern möchten, strecken Sie die Arme nach oben, sodass sich die Oberarme neben den Ohren befinden.

Variante 1: Ausfallschritt mit Rotation ●●○

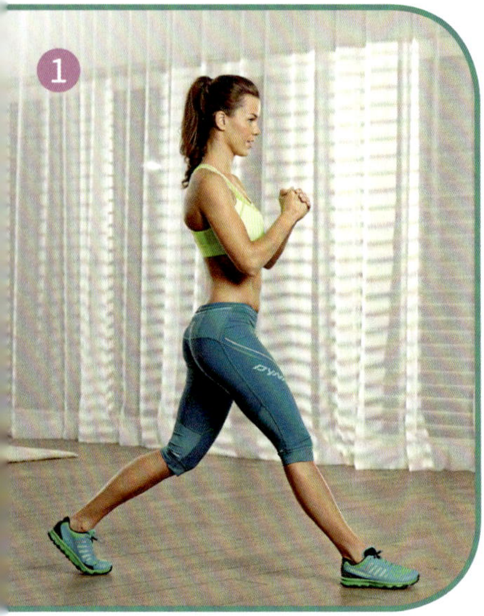

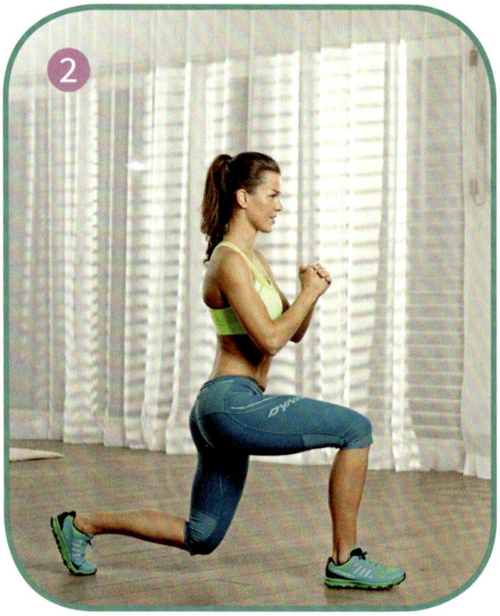

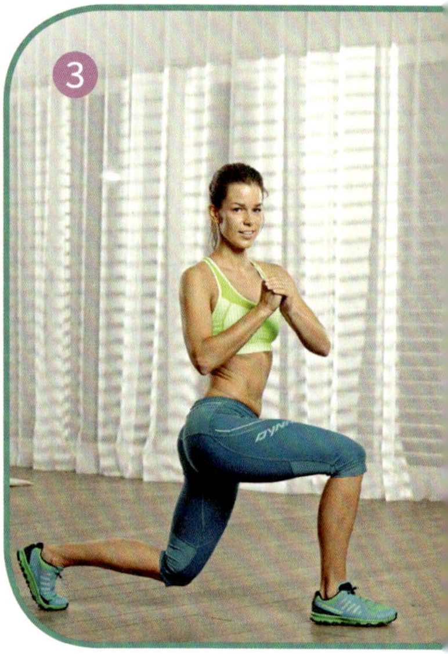

1 Machen Sie mit dem rechten Fuß einen großen Schritt nach vorn. Die hintere Ferse ist angehoben, beide Knie sind leicht gebeugt. Die Fußspitzen zeigen nach vorn, die Füße sind hüftbreit geöffnet und parallel. Verteilen Sie das Gewicht gleichmäßig auf beide Füße. Halten Sie den Rücken gestreckt und spannen Sie die Bauchmuskeln an. Die Arme sind locker vor der Brust. Ihr Blick ist nach vorn gerichtet.

2 Beugen Sie beide Knie und senken Sie das Gesäß ab. Das linke Knie befindet sich knapp über dem Boden, der rechte Oberschenkel ist an der tiefsten Position waagerecht. Das vordere Knie befindet sich über der Ferse oder dem Mittelfuß. Der Oberkörper bleibt aufrecht.

3 Drehen Sie nun den Oberkörper möglichst weit nach rechts, aber bleiben Sie im Becken stabil. Halten Sie die Arme weiterhin vor der Brust. Kommen Sie zur Mitte zurück, drücken Sie sich wieder nach oben und wiederholen Sie.

Variante 2: Gleitender Ausfallschritt ●●●

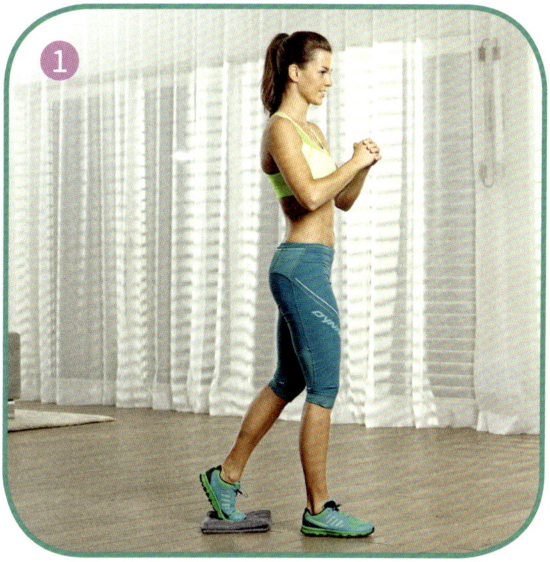

1

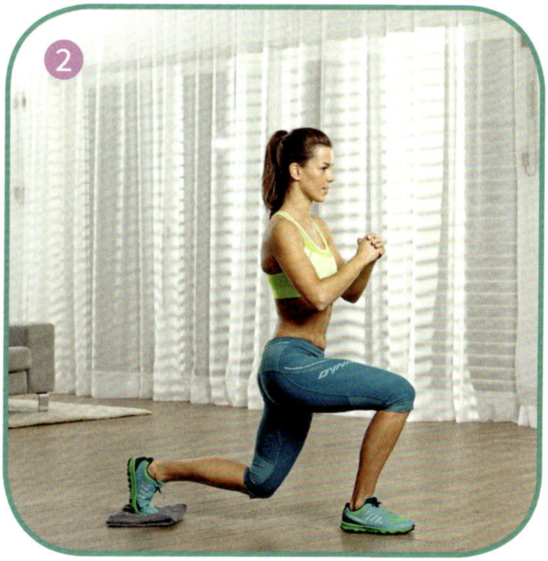

2

1 Beginnen Sie im aufrechten Stand. Platzieren Sie ein gefaltetes Handtuch hinter dem linken Fuß und stellen Sie die Fußspitze darauf ab. Das Knie ist leicht gebeugt. Die Füße sind hüftbreit geöffnet und parallel. Halten Sie die Arme locker vor der Brust. Ihr Blick ist nach vorn gerichtet.

2 Schieben Sie nun den linken Fuß nach hinten, beugen Sie gleichzeitig die Knie und senken Sie das Gesäß ab. Das linke Knie befindet sich knapp über dem Boden, der rechte Oberschenkel ist an der tiefsten Position waagerecht. Das vordere Knie befindet sich über der Ferse oder dem Mittelfuß. Der Oberkörper ist aufrecht. Drücken Sie sich mit der Kraft der Rumpfmuskeln, vor allem der Bauchmuskeln, wieder nach oben, ziehen Sie den linken Fuß nach vorn, ohne dass die Fußspitze abhebt, und wiederholen Sie.

TIPPS

- Wenn Sie die Intensität steigern möchten, strecken Sie die Arme nach oben, sodass die Oberarme neben den Ohren sind.
- Handtücher, Wollsocken oder Putzlappen eignen sich wunderbar als Unterlage auf einem glatten Parkett- oder Laminatboden.

Ausfallschritt gehend

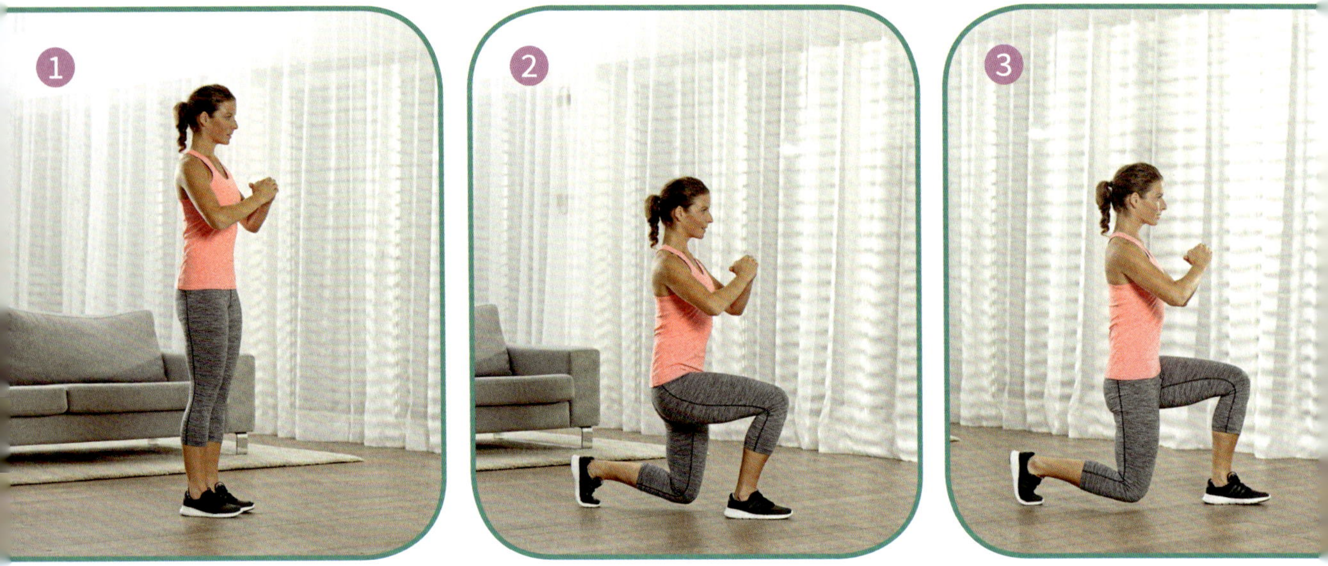

1. Beginnen Sie im aufrechten Stand mit hüftbreit geöffneten Füßen. Halten Sie die Arme locker vor der Brust.

2. Machen Sie nun mit dem rechten Fuß einen großen Schritt nach vorn und kommen Sie in einen tiefen Ausfallschritt. Das linke Knie befindet sich knapp über dem Boden, der rechte Oberschenkel ist an der tiefsten Position waagerecht. Das vordere Knie befindet sich über der Ferse oder dem Mittelfuß. Der Oberkörper ist aufrecht.

3. Drücken Sie sich dann wieder nach oben und schließen Sie sofort mit dem linken Fuß einen Schritt nach vorn an. Bewegen Sie sich mit tiefen Ausfallschritten gehend vorwärts.

HINWEIS

Achten Sie besonders darauf, dass das vordere Knie nicht über die Fußspitze hinausragt. Gerade die Vorwärtsbewegung verleitet dazu, das Gewicht mehr auf den vorderen Fuß zu verlagern. Führen Sie die Bewegung deshalb bewusst, kontrolliert und nicht zu schnell aus.

Seitlicher Ausfallschritt

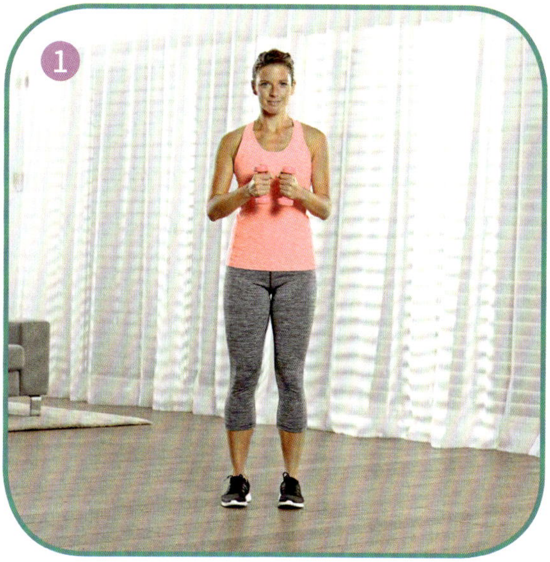

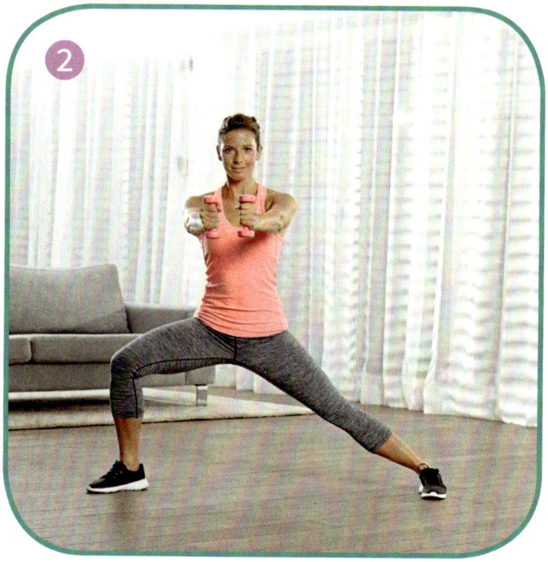

1 Beginnen Sie im aufrechten Stand mit hüftbreit geöffneten Füßen. Die Füße sind parallel, die Fußspitzen zeigen nach vorn. Greifen Sie zwei Gewichte und halten Sie diese locker vor der Brust.

2 Machen Sie mit dem rechten Fuß einen großen Schritt nach rechts. Die Fußspitze ist leicht nach außen gedreht, das Knie angewinkelt und das Gesäß tief. Heben Sie gleichzeitig die Gewichte auf Schulterhöhe nach vorn an. Das linke Bein bleibt gestreckt. Da die rechte Fußspitze leicht nach außen zeigt, schiebt das rechte Knie nach rechts außen. Drücken Sie sich kraftvoll nach oben und kommen Sie zurück in den aufrechten Stand. Wiederholen Sie die Bewegung mit dem linken Fuß.

HINWEIS

Achten Sie darauf, dass das gebeugte Knie maximal bis zur Fußspitze nach außen schiebt. Machen Sie den Schritt gegebenenfalls etwas größer, um die Belastung für das jeweilige Knie gering zu halten.

Variante: Seitlicher gleitender Ausfallschritt ●●●

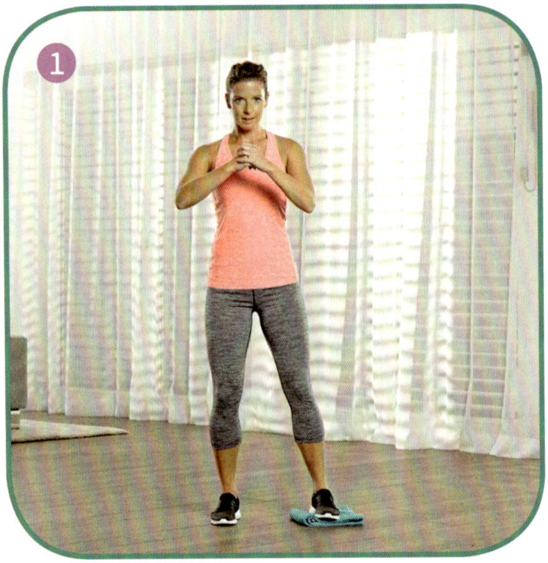

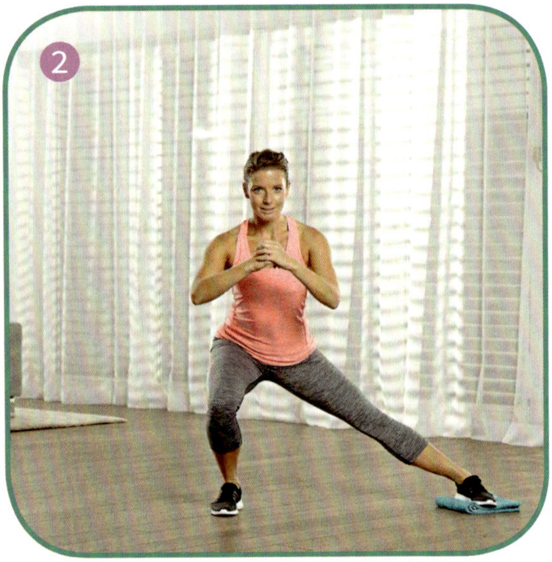

1. Beginnen Sie im aufrechten Stand. Platzieren Sie ein gefaltetes Handtuch unter dem linken Fuß und stellen Sie die Fußspitze leicht nach außen gedreht darauf ab. Halten Sie die Arme locker vor der Brust.

2. Schieben Sie nun das Handtuch mit dem linken Fuß zur Seite weg und kommen Sie gleichzeitig tief, indem Sie das rechte Knie beugen und das Gesäß nach hinten unten absenken. Der rechte Oberschenkel ist fast waagerecht. Das linke Bein ist gestreckt. Ziehen Sie nun kraftvoll und mit konstantem Druck auf dem Handtuch den linken Fuß wieder zum Körper heran, richten Sie sich auf und wiederholen Sie.

Gekreuzter Ausfallschritt ●●

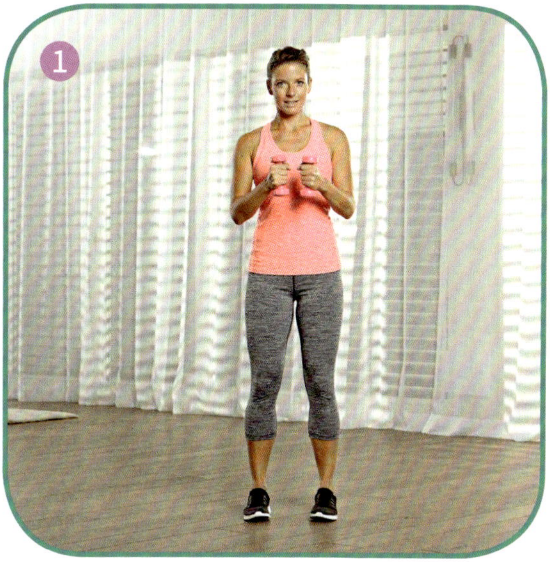

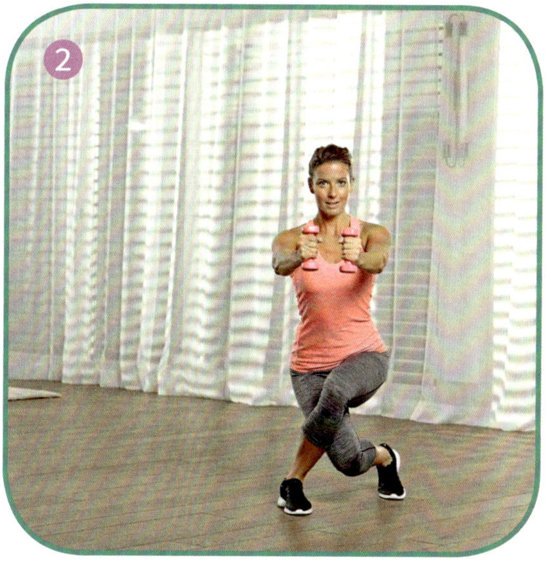

1 Beginnen Sie im aufrechten Stand mit hüftbreit geöffneten Füßen. Greifen Sie zwei Gewichte und halten Sie die Arme locker vor der Brust.

2 Verlagern Sie das Gewicht auf den linken Fuß, heben Sie das rechte Bein an und platzieren Sie den rechten Fuß gekreuzt hinter dem linken. Beugen Sie beide Knie und senken Sie das Gesäß ab. Bringen Sie das hintere rechte Knie möglichst nah zum Boden. Der Oberkörper bleibt aufrecht. Gleichzeitig heben Sie die Gewichte auf Schulterhöhe nach vorn an. Drücken Sie sich dann mit der Kraft der Oberschenkel- und Gesäßmuskulatur wieder nach oben in den Stand. Setzen Sie die rechte Fußspitze kurz ab und wiederholen Sie.

HÜFTBEUGEN UND -STRECKEN

Für einen knackigen Po

Hüftstreckende Bewegungen wie die Brücke oder der Beckenlift aktivieren in erster Linie die Gesäßmuskulatur und die Muskeln der Oberschenkelrückseite. Sie werden jedoch während des Trainings feststellen, dass noch weitaus mehr Muskeln, vor allem in Bauch und Rücken, stabilisierend mithelfen.

Wichtig für Sie bei der Bewegungsausführung ist, darauf zu achten, dass Sie die Spannung in der Körpermitte aufrechterhalten, um die natürliche Wölbung der Lendenwirbelsäule beizubehalten.

Diagonale halbe Standwaage

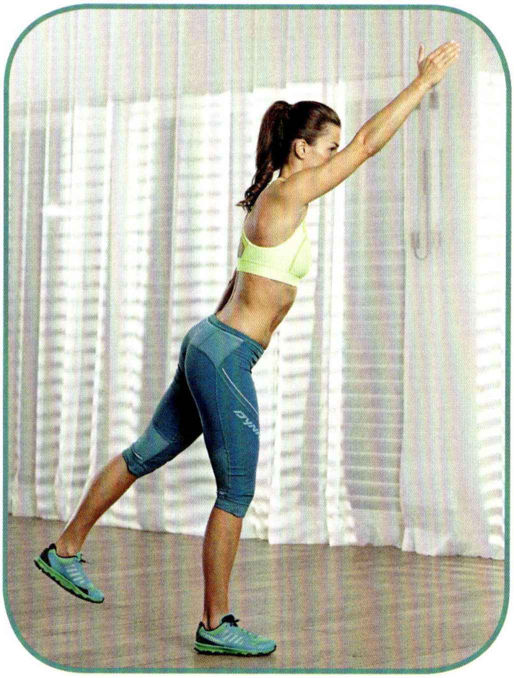

Beginnen Sie im aufrechten Stand mit hüftbreit geöffneten Füßen. Verlagern Sie das Gewicht auf den rechten Fuß. Heben Sie dann das linke Bein gestreckt nach hinten an und ziehen Sie die Fußspitze in Richtung Schienbein, sodass die Ferse nach hinten wegschiebt. Strecken Sie gleichzeitig den rechten Arm nach oben – der linke Arm bleibt seitlich am Körper – und neigen Sie den Oberkörper etwas nach vorn. Oberkörper, Hüften und nach hinten gestrecktes Bein bilden eine Linie. Das Standbein ist leicht gebeugt. Halten Sie die Position.

HINWEISE

- Achten Sie darauf, dass die Hüften parallel ausgerichtet sind.
- Drehen Sie die Fußspitze des gestreckten Beins weder nach innen noch nach außen, damit die Beinachse erhalten bleibt.

Variante 1: Dynamische Standwaage

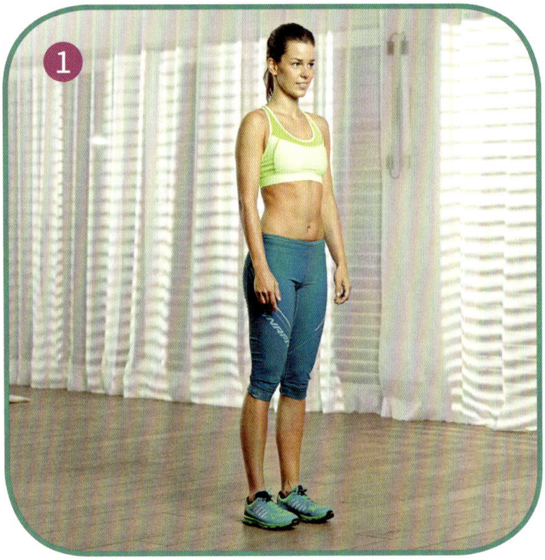

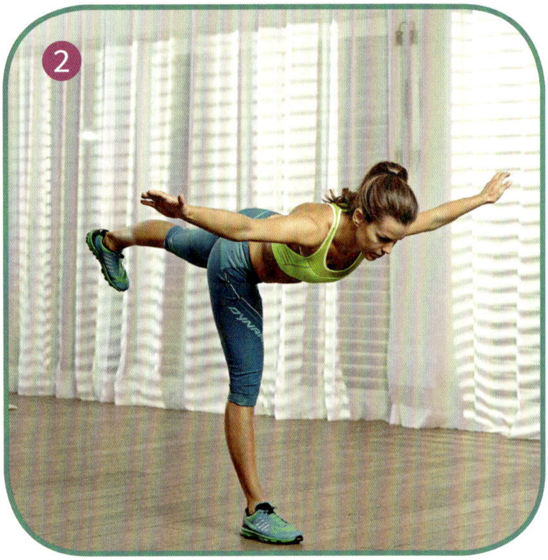

1 Beginnen Sie im aufrechten Stand mit hüftbreit geöffneten Füßen. Die Arme befinden sich seitlich am Körper.

2 Verlagern Sie das Gewicht auf den rechten Fuß. Heben Sie das linke Bein gestreckt nach hinten an und ziehen Sie die Fußspitze in Richtung Schienbein, sodass die Ferse nach hinten wegschiebt. Neigen Sie gleichzeitig den Oberkörper weit nach vorn und strecken Sie beide Arme auf Schulterhöhe zur Seite aus. Oberkörper, Hüften und nach hinten gestrecktes Bein bilden eine parallele Linie zum Boden. Richten Sie den Blick nach unten. Aktivieren Sie die Oberschenkelmuskulatur im Standbein, um das Bein zu strecken, ohne es zu überstrecken. Halten Sie für einen Moment die Balance, dann richten Sie sich wieder in den Stand auf, setzen den linken Fuß auf dem Boden ab und wiederholen zur anderen Seite.

HINWEISE

- Achten Sie auf absolut parallel ausgerichtete Hüften und Schultern. Beide Hüftknochen und Schultern befinden sich auf einer Höhe.
- Aktivieren Sie die gesamte Rumpfmuskulatur (Gesäß, Rücken und Bauch), um den Körper entgegen der Schwerkraft stabil zu halten.

Variante 2: Standwaage mit nach vorn gestreckten Armen ●●●

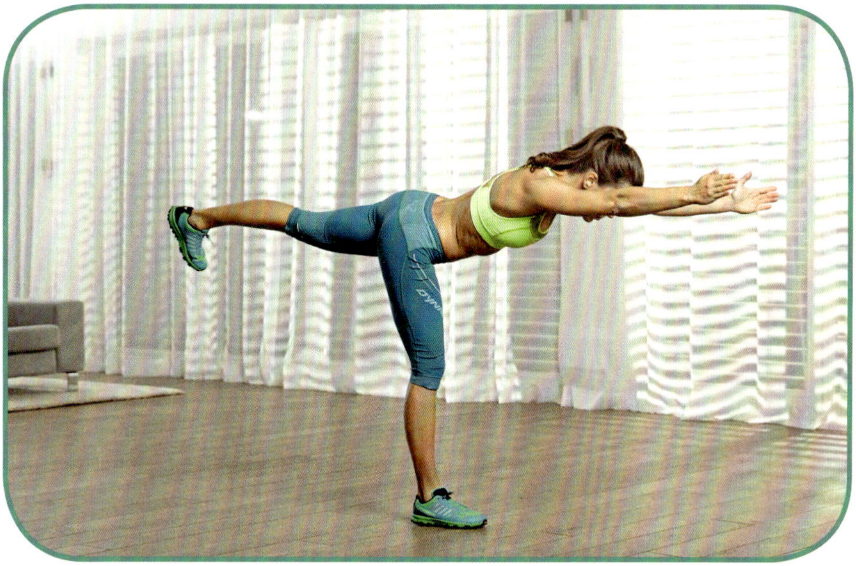

Beginnen Sie im aufrechten Stand mit hüftbreit geöffneten Füßen. Verlagern Sie das Gewicht auf den rechten Fuß. Heben Sie dann das linke Bein gestreckt nach hinten an und ziehen Sie die Fußspitze in Richtung Schienbein, sodass die Ferse nach hinten wegschiebt. Neigen Sie gleichzeitig den Oberkörper weit nach vorn und heben Sie beide Arme nach vorn an, sodass die Oberarme neben den Ohren sind. Oberkörper, Hüften und nach hinten gestrecktes Bein bilden eine parallele Linie zum Boden. Richten Sie den Blick nach unten. Aktivieren Sie die Oberschenkelmuskulatur im Standbein, um das Bein zu strecken, ohne es zu überstrecken. Halten Sie die Position.

Beckenlift

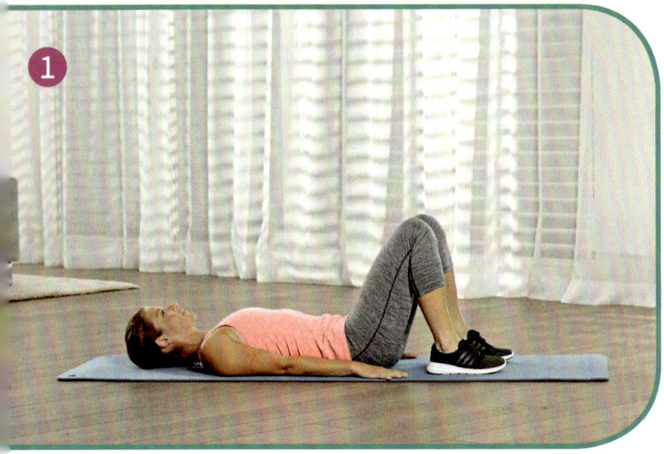

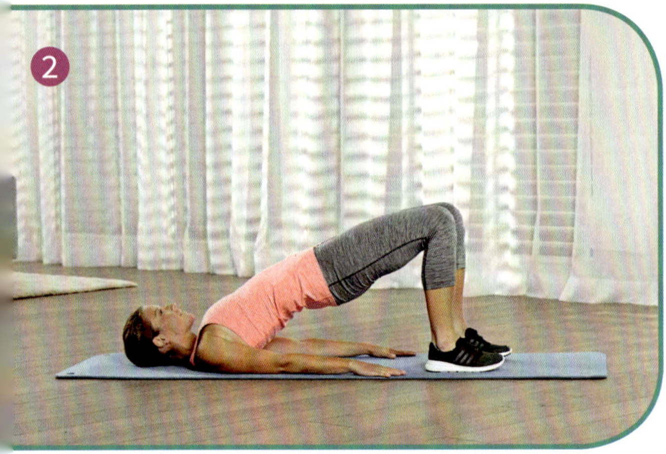

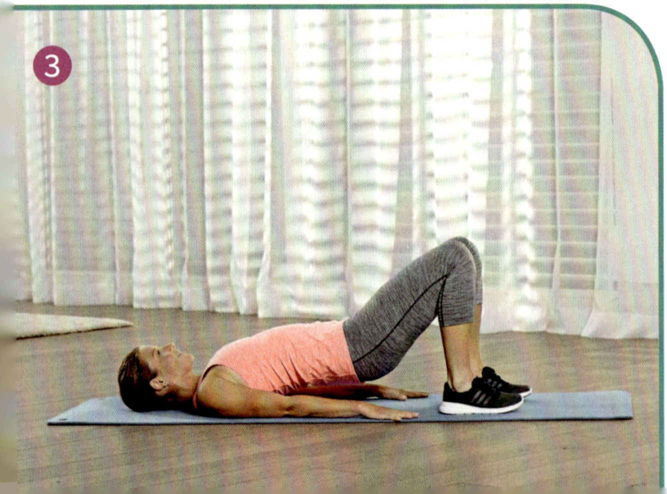

1. Kommen Sie in die Rückenlage und stellen Sie die Füße hüftbreit und parallel auf. Die Arme liegen seitlich eng am Körper auf dem Boden. Drücken Sie die Füße in den Boden und aktivieren Sie die Gesäßmuskulatur.
2. Heben Sie nun das Becken so weit wie möglich an, bis Knie, Becken und Schultern eine Linie bilden.
3. Senken Sie dann das Becken bis kurz vor den Boden ab und schieben Sie es kraftvoll wieder nach oben.

TIPP

Je weiter Sie die Füße vom Po wegstellen, desto schwieriger wird der Beckenlift.

Variante 1: Erhöhter Beckenlift ●●

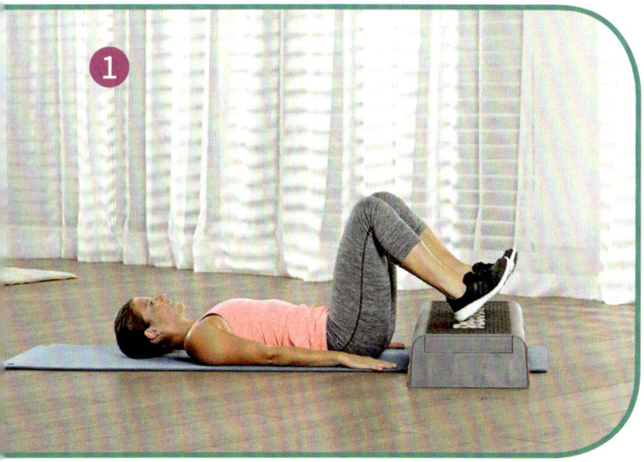

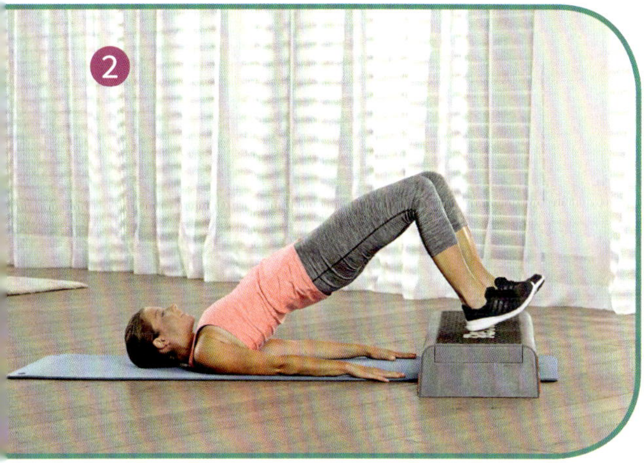

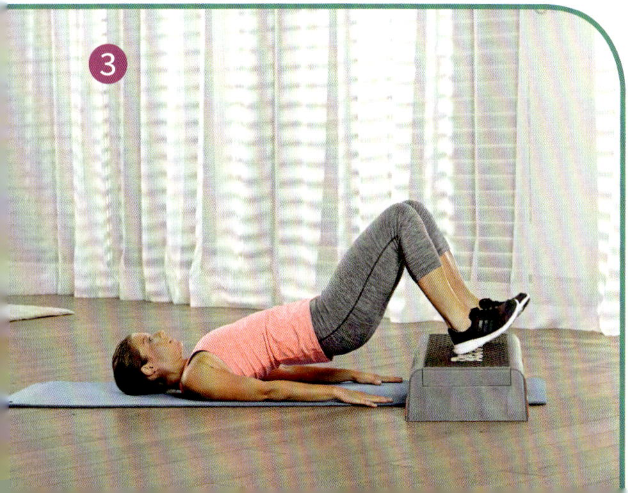

1 Kommen Sie in die Rückenlage. Stellen Sie die Fersen hüftbreit auf eine Erhöhung, beispielsweise auf ein Aerobic-Step oder eine stabile Kiste. Die Arme liegen seitlich eng am Körper auf dem Boden. Drücken Sie die Fersen in die Erhöhung und aktivieren Sie die Gesäßmuskulatur.

2 Heben Sie nun das Becken so weit wie möglich an, bis Knie, Becken und Schultern eine Linie bilden.

3 Senken Sie dann das Becken bis kurz vor den Boden ab und schieben Sie es kraftvoll wieder nach oben.

TIPP

Je höher, aber auch je weiter weg vom Gesäß Sie die Fersen aufstellen, desto intensiver wird die Bewegung. Starten Sie mit einer geringen Erhöhung wie einer Treppenstufe und steigern Sie sich kontinuierlich.

Variante 2: Einbeiniger Beckenlift

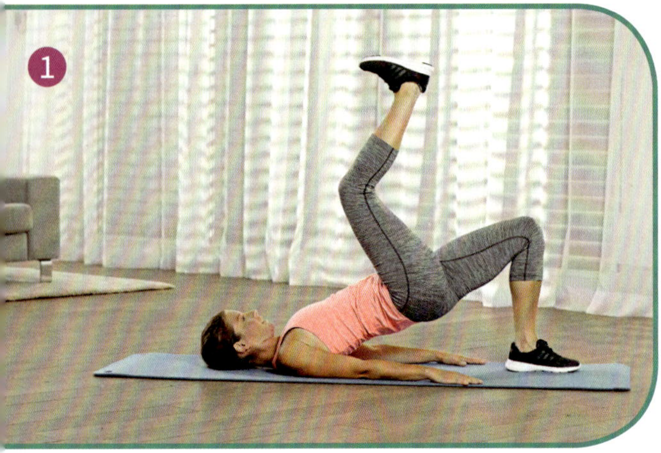

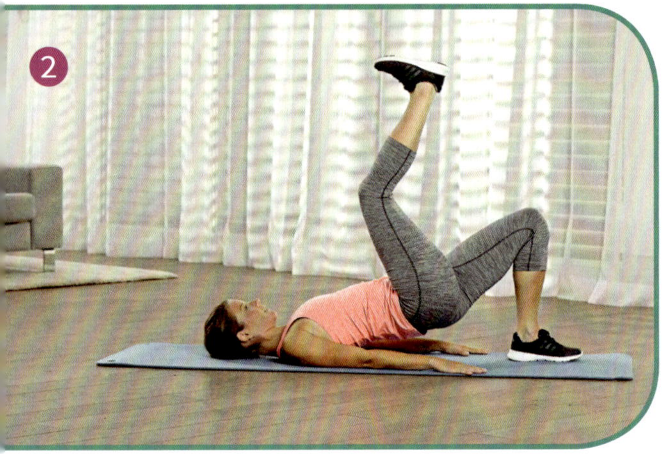

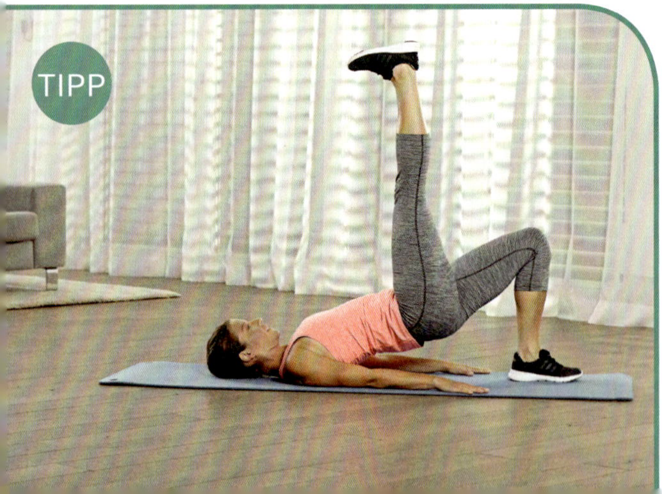

1. Kommen Sie in die Rückenlage und stellen Sie die Füße hüftbreit und parallel auf. Die Arme liegen seitlich eng am Körper auf dem Boden. Drücken Sie die Füße in den Boden und aktivieren Sie die Gesäßmuskulatur.

2. Heben Sie nun das Becken so weit wie möglich an, dann nehmen Sie das rechte Bein angewinkelt nach oben, sodass die Fußsohle zur Decke zeigt. Linkes Knie, Becken und Schultern bilden eine Linie.

TIPP

Wer bereits eine gute Dehnung auf der Oberschenkelrückseite besitzt, kann das obere Bein senkrecht nach oben strecken.

Variante 3: Einbeiniger erhöhter Beckenlift ●●●

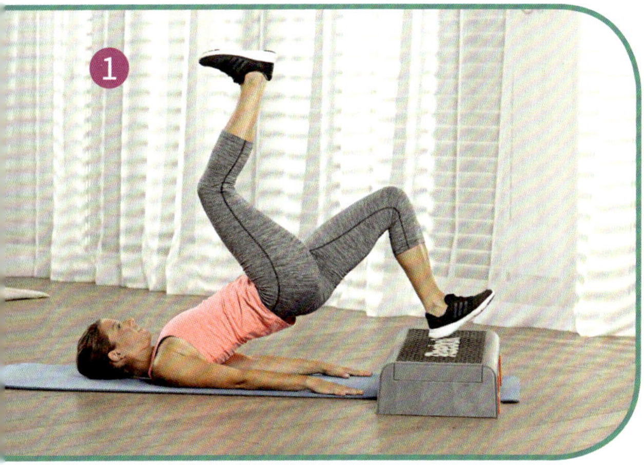

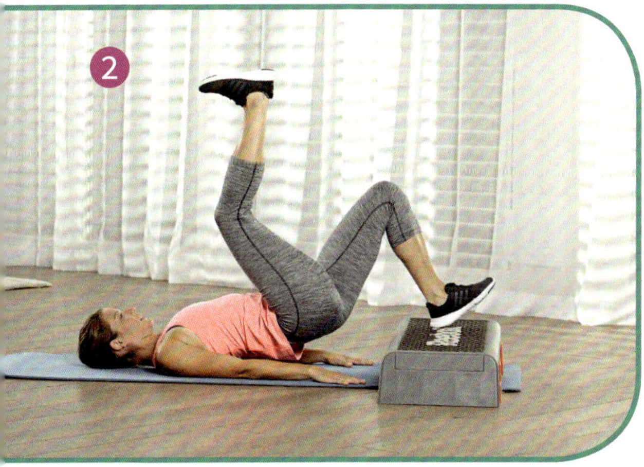

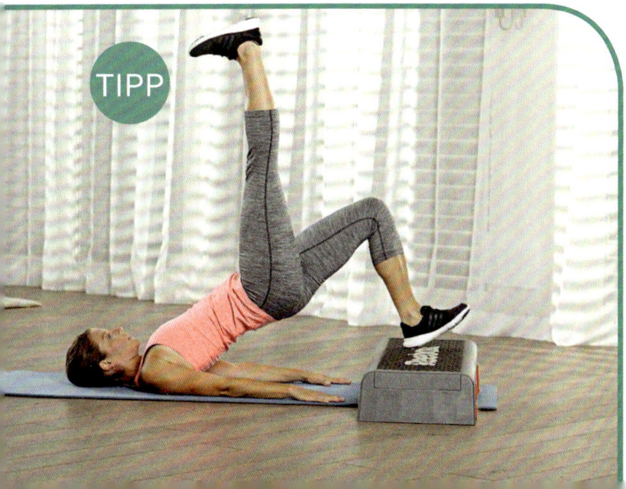

1 Kommen Sie wie bei Variante 1, Seite 105 in die Rückenlage. Stellen Sie die Fersen hüftbreit auf eine Erhöhung, beispielsweise auf ein Aerobic-Step oder eine stabile Kiste. Die Arme liegen seitlich eng am Körper auf dem Boden. Drücken Sie die Fersen in die Erhöhung und aktivieren Sie die Gesäßmuskulatur. Dann heben Sie das Becken so weit wie möglich an und nehmen das rechte Bein angewinkelt nach oben, sodass die Fußsohle zur Decke zeigt. Linkes Knie, Becken und Schultern bilden eine Linie.

2 Senken Sie dann das Becken bis kurz vor den Boden ab und schieben Sie es kraftvoll wieder nach oben. Das rechte Bein bleibt in seiner Position.

TIPP

Wer bereits eine gute Dehnung auf der Oberschenkelrückseite besitzt, kann das obere Bein senkrecht nach oben strecken.

Abgestützte Brücke mit Beckenlift

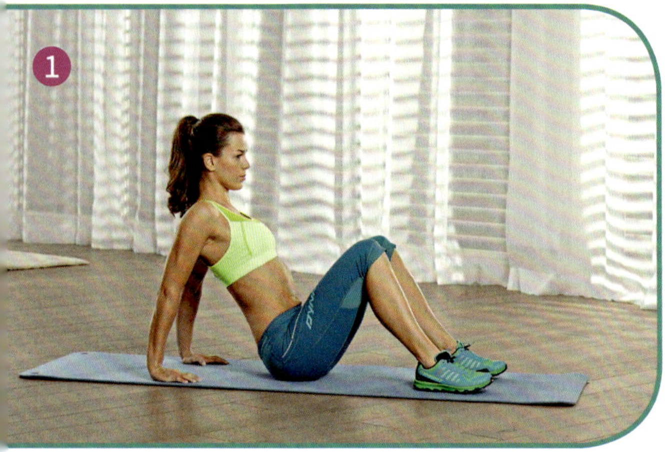

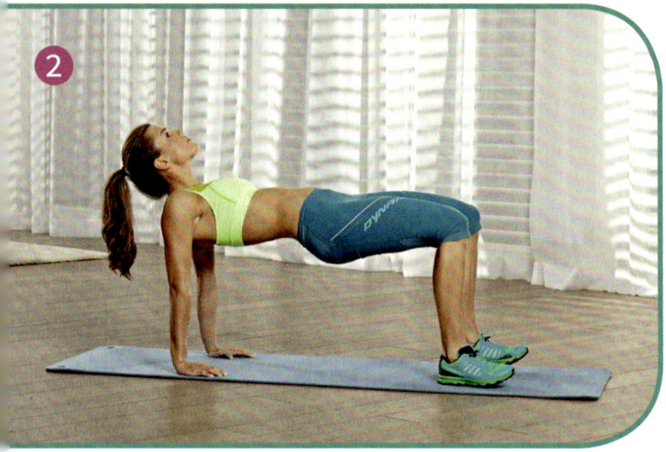

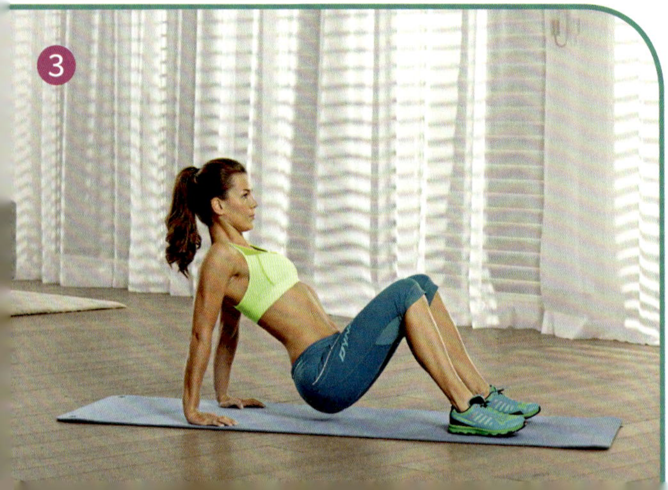

1 Kommen Sie in einen aufrechten Sitz. Stellen Sie die Füße hüftbreit auf und stützen Sie die Hände hinter dem Gesäß ab, sodass die Finger zum Körper zeigen. Heben Sie das Brustbein an, sodass die Wirbelsäule gestreckt ist, und richten Sie den Blick nach vorn.

2 Aktivieren Sie nun die Gesäßmuskulatur und schieben Sie das Becken so weit nach oben, dass Knie, Becken und Schultern in einer Linie sind. Richten Sie den Blick leicht schräg nach oben, damit der Nacken lang bleibt.

3 Senken Sie dann das Becken bis kurz vor den Boden ab und schieben Sie es kraftvoll wieder nach oben.

HINWEIS

Achten Sie auf die Schultern. Drücken Sie sich am höchsten Punkt des Beckens kraftvoll aus den Schultern heraus, um unnötige Belastungen für die Schultergelenke zu vermeiden.

Variante: Abgestützte einbeinige Brücke mit Beckenlift ●●

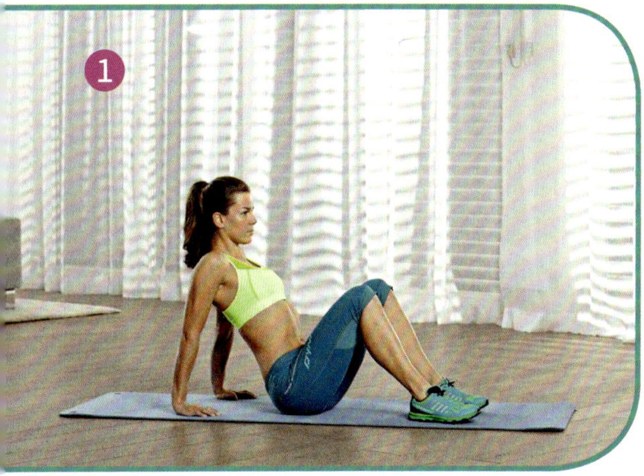

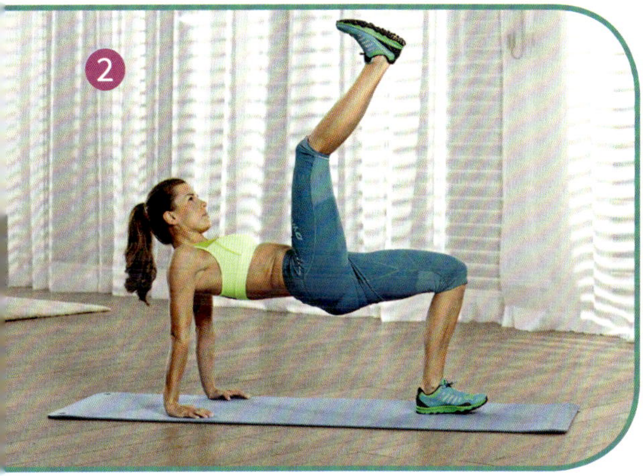

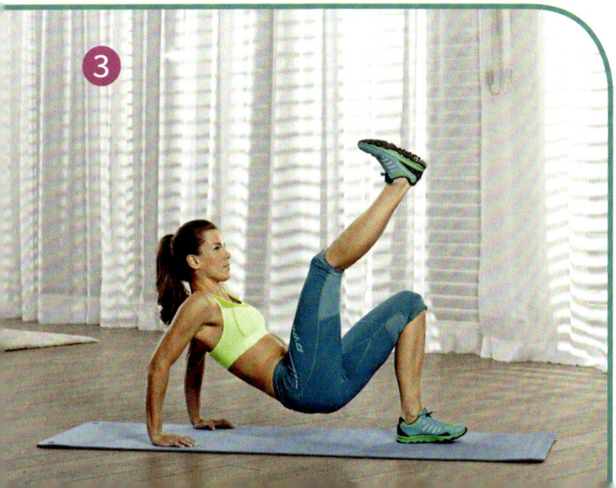

1 Kommen Sie in einen aufrechten Sitz. Stellen Sie die Füße hüftbreit auf und stützen Sie die Hände hinter dem Gesäß ab, sodass die Finger zum Körper zeigen. Heben Sie das Brustbein an, sodass die Wirbelsäule gestreckt ist, und richten Sie den Blick nach vorn.

2 Aktivieren Sie nun die Gesäßmuskulatur, schieben Sie das Becken nach oben und nehmen Sie gleichzeitig das rechte Bein nach oben. Knie, Becken und Schultern sind in einer Linie. Richten Sie den Blick leicht schräg nach oben, damit der Nacken lang bleibt.

3 Senken Sie das Becken bis kurz vor den Boden ab und schieben Sie es kraftvoll wieder nach oben. Das rechte Bein bleibt in seiner Position.

SCHNELLIGKEIT UND PLYOMETRIE

Power für den extra Fettverbrennungskick

Hier geht es nun richtig zur Sache. Die Sprung- und Koordinationsübungen fordern sowohl Ihr Herz-Kreislauf-System, aber auch Ihre Aufmerksamkeit ist gefragt, denn die Übungen sind komplex aufgebaut. Sie bieten eine enorme Bewegungsvielfalt, dafür steht hier die Kraftkomponente etwas im Hintergrund.

Hüpfen, Springen, Abbremsen, schnelle Seitenwechsel – all diese Bewegungen werden beim plyometrischen Training und dem Agilitätstraining genutzt. Wichtig dabei ist, dass Sie bei allen gesprungenen Übungen die Spannung in der Körpermitte aktivieren und Sie die Sprünge gut abfedern. Diese Stabilität ist wichtig, um die Belastung für die Wirbelsäule und die Gelenke gering zu halten. Achten Sie bei Sprüngen zusätzlich darauf, dass Sie bei der Landung sanft mit den Füßen abrollen.

Einbeiniger Sprung

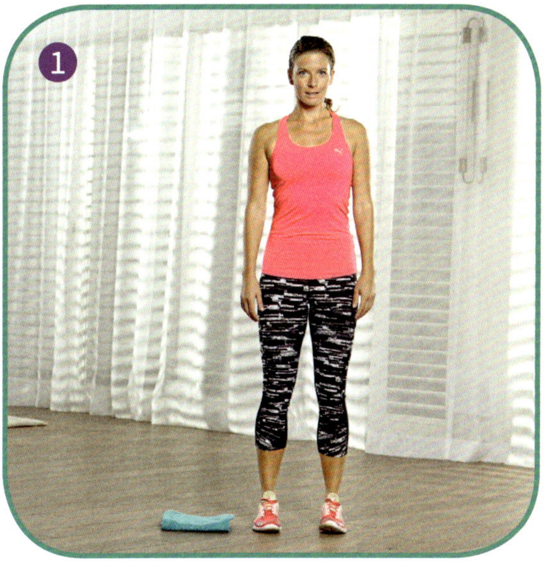

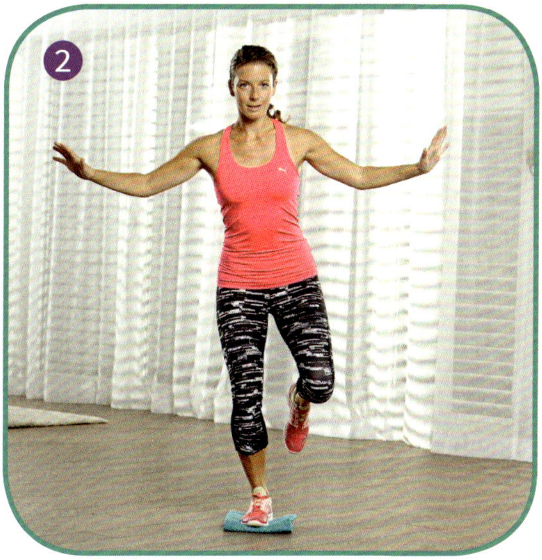

1 Legen Sie ein gefaltetes Handtuch auf den Boden und stellen Sie sich links daneben.

2 Um den Sprung vorzubereiten, beugen Sie leicht die Knie und heben die Arme gestreckt etwas nach hinten an. Springen Sie nun explosiv mit beiden Beinen ab, aber landen Sie nur mit dem rechten Fuß auf dem Handtuch. Das Standbein ist dabei etwas angewinkelt, um sanft zu landen. Nutzen Sie die Arme zum Ausbalancieren. Halten Sie für einen Moment die Position, bis Sie stabil stehen. Springen Sie dann mit dem rechten Bein ab und landen Sie mit beiden Beinen wieder links vom Handtuch.

HINWEISE

- Achten Sie darauf, dass Sie mittig auf dem Handtuch landen, um ein Wegknicken des Sprunggelenks zu vermeiden.
- Statt auf dieselbe Seite zurückzuspringen, können Sie auch abwechselnd von einer Seite zur anderen springen, um die Beinkoordination zu trainieren.

TIPP

Wenn Sie noch mehr an Ihrer Balance arbeiten möchten, können Sie auch andere Hilfsmittel wie ein Balance Pad oder ein Luftkissen als instabile Unterlage nutzen.

Beidbeiniger Sprung ●●●

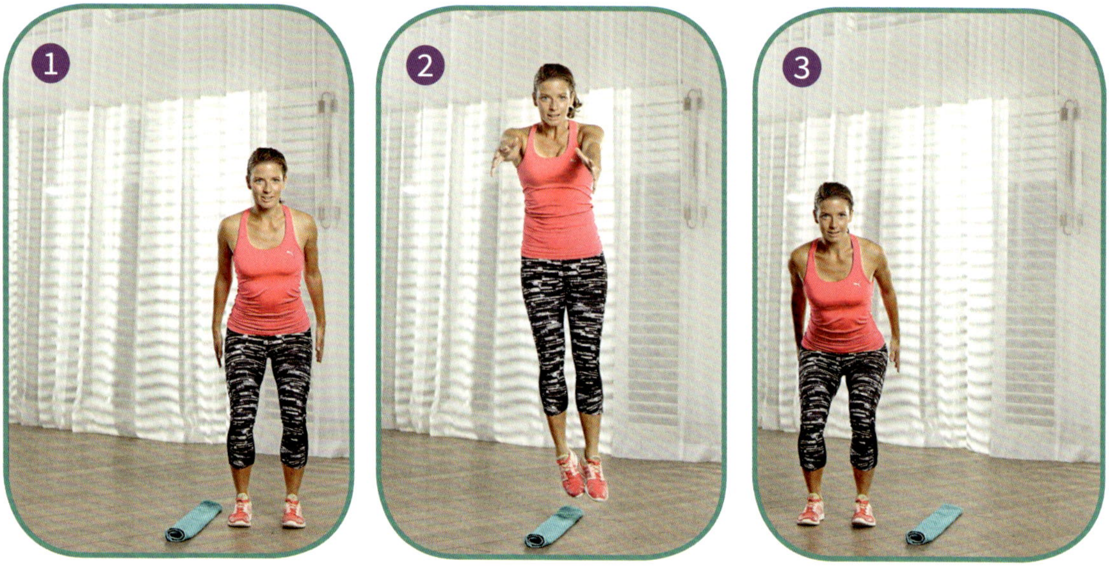

1 Rollen Sie ein Handtuch der Länge nach auf, legen Sie es auf den Boden und stellen Sie sich links davon auf. Um den Sprung vorzubereiten, beugen Sie leicht die Knie und heben die Arme gestreckt etwas nach hinten an.

2 Stoßen Sie sich explosiv ab und springen Sie mit beiden Beinen über das Handtuch.

3 Landen Sie mit beiden Beinen sanft auf der rechten Seite des Handtuchs, indem Sie wieder die Knie beugen. So federn Sie den Sprung ab.

TIPP

Steigern Sie mit der Zeit das Tempo. Je mehr Sprünge Sie absolvieren, desto besser kommt Ihr Herz-Kreislauf-System in Schwung. Achten Sie trotz des schnelleren Tempos darauf, mit beiden Beinen abzuspringen und auch wieder zu landen.

Trippeln ●●●

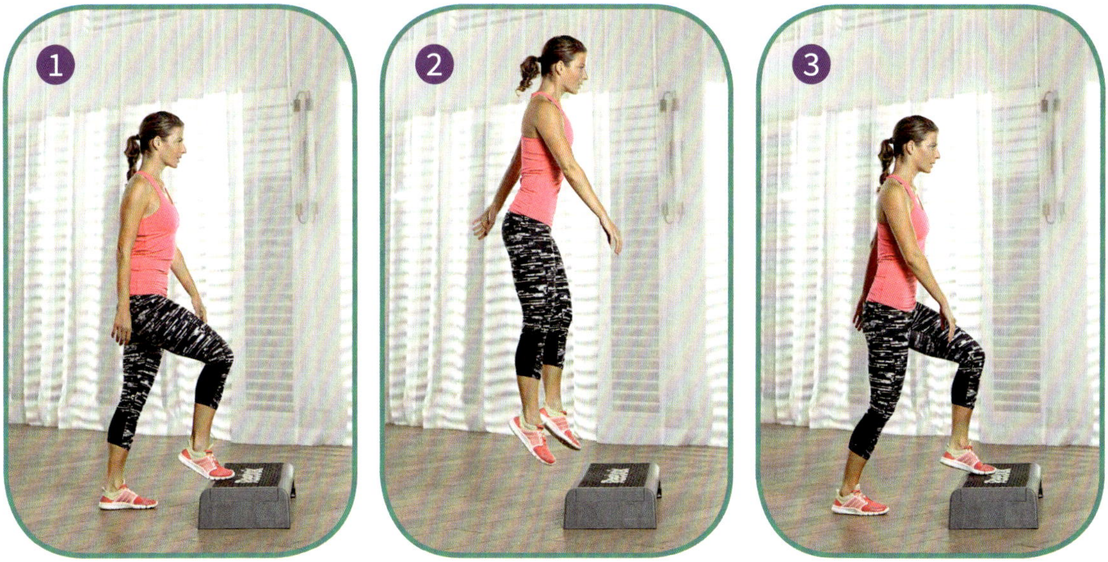

1 Für das Trippeln benötigen Sie eine stabile Erhöhung, etwa ein Aerobic-Step oder eine Treppenstufe. Stellen Sie sich direkt vor die Erhöhung und platzieren Sie den rechten Vorderfuß an der Kante. Halten Sie die Arme in einer dynamischen Ausgangsposition, so als wollten Sie gleich lossprinten. Ihre Haltung ist aufrecht.

2 Drücken Sie sich nun mit dem rechten Fuß ab und wechseln Sie in der Luft die Beine.

3 Landen Sie mit dem linken Vorderfuß auf der Erhöhung und mit dem rechten Fuß am Boden. Wiederholen Sie in einem schnellen dynamischen Tempo.

HINWEIS

Steigern Sie das Tempo, sodass der Beinwechsel fließend ineinander übergeht. Sie werden spüren, wie intensiv diese Übung wird.

Jumping Jack mit boxen

1. Beginnen Sie im aufrechten Stand mit hüftbreit geöffneten Füßen. Die Arme sind seitlich locker am Körper.
2. Springen Sie mit den Füßen in eine breite Grätsche und nehmen Sie die Arme über die Seiten nach oben.
3. Springen Sie zurück, sodass die Füße wieder hüftbreit geöffnet sind, und nehmen Sie die Hände mit geballten Fäusten bis knapp unter das Kinn.
4. Springen Sie in die Schrittposition, sodass der rechte Fuß vorn ist. Gleichzeitig boxen Sie mit der rechten Faust nach vorn. Die linke Faust bleibt unterhalb des Kinns.
5. Springen Sie in den Stand zurück.
6. Dann springen Sie wieder in die Schrittposition, sodass jetzt der linke Fuß vorn ist. Gleichzeitig boxen Sie mit der linken Faust nach vorn.
7. Springen Sie zurück in den Stand mit geschlossenen Füßen.
8. Führen Sie wieder einen Jumping Jack aus.
9. Beenden Sie die Bewegungsabfolge im geschlossenen Stand und wiederholen Sie in einem dynamischen Tempo.

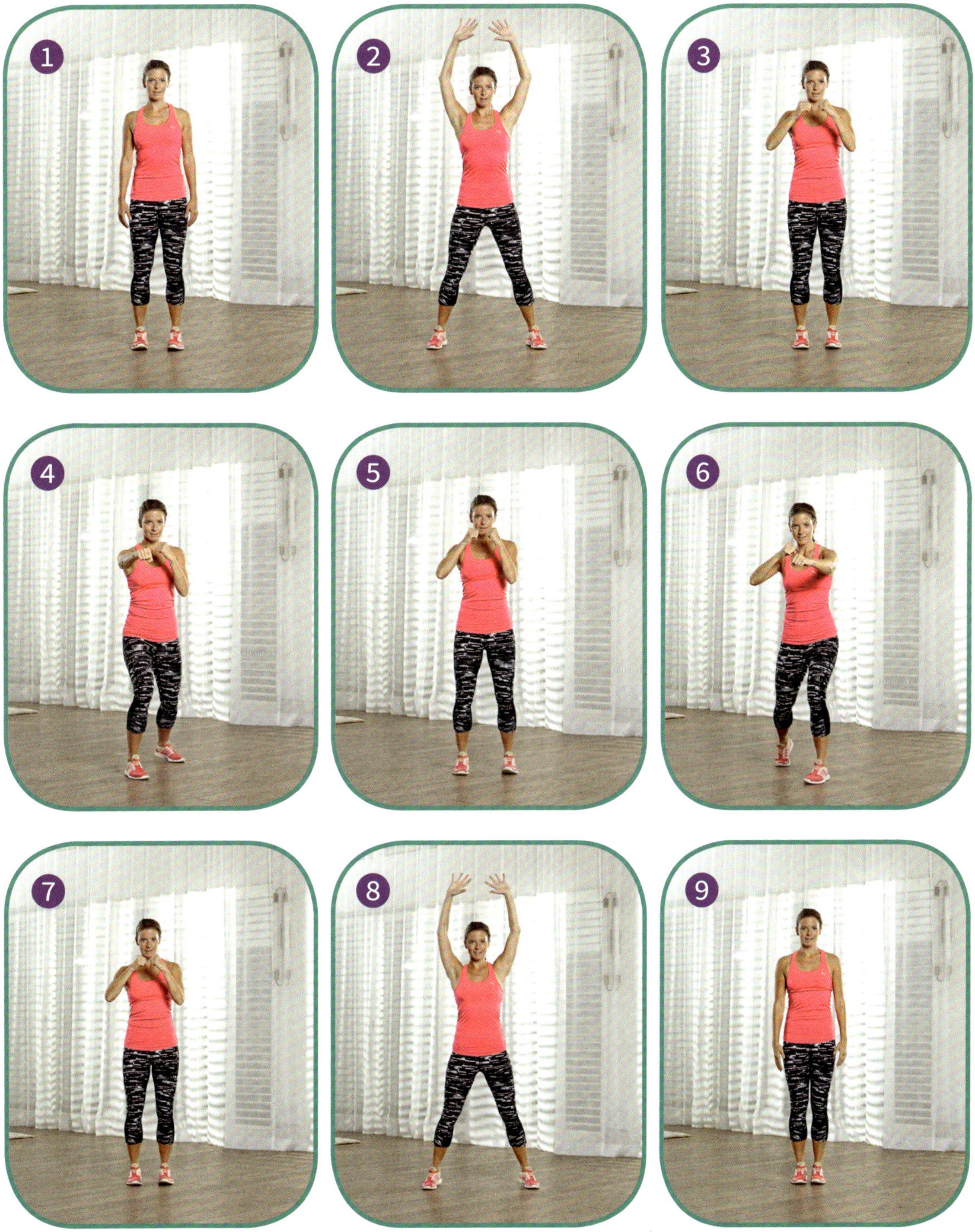
1
2
3
4
5
6
7
8
9

Kniebeugen-Strecksprung ●●○

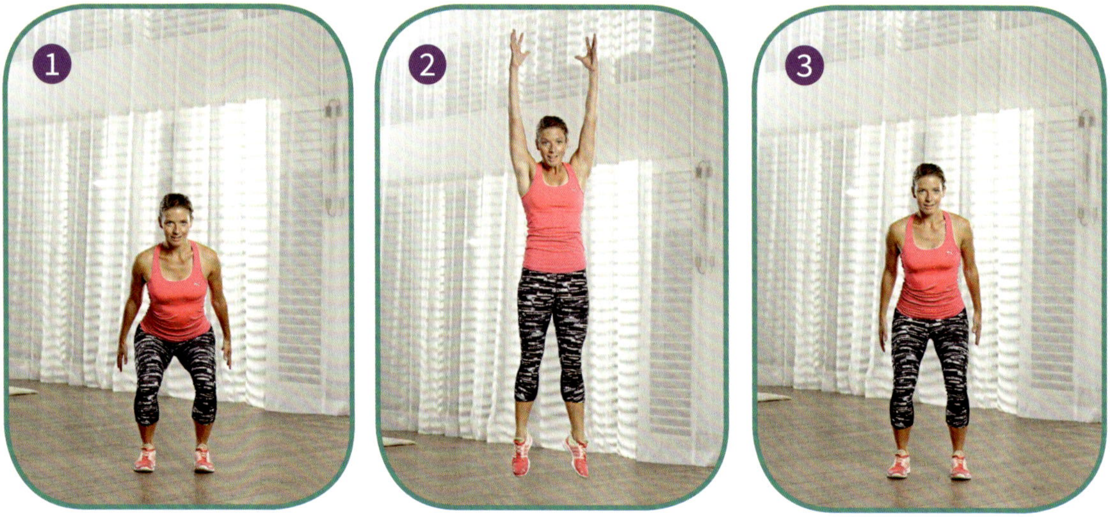

1 Beginnen Sie im aufrechten Stand mit hüftbreit geöffneten Füßen. Die Arme sind seitlich am Körper. Kommen Sie in eine Kniebeuge und heben Sie die Arme gestreckt nach hinten an. Die Knie befinden sich über dem Mittelfuß. Der Rücken ist gestreckt.

2 Drücken Sie sich aus der Kniebeuge explosiv nach oben und führen Sie einen Strecksprung aus. Dabei richten Sie sich während des Sprungs komplett auf, nehmen die Arme mit nach vorn und strecken Sie über den Kopf nach oben.

3 Landen Sie wieder sanft in der Kniebeuge und wiederholen Sie in einem dynamischen Tempo.

HINWEIS

Die Knie behalten während der Übungsausführung immer den gleichen Abstand zueinander.

Gesprungener Ausfallschritt ●●●

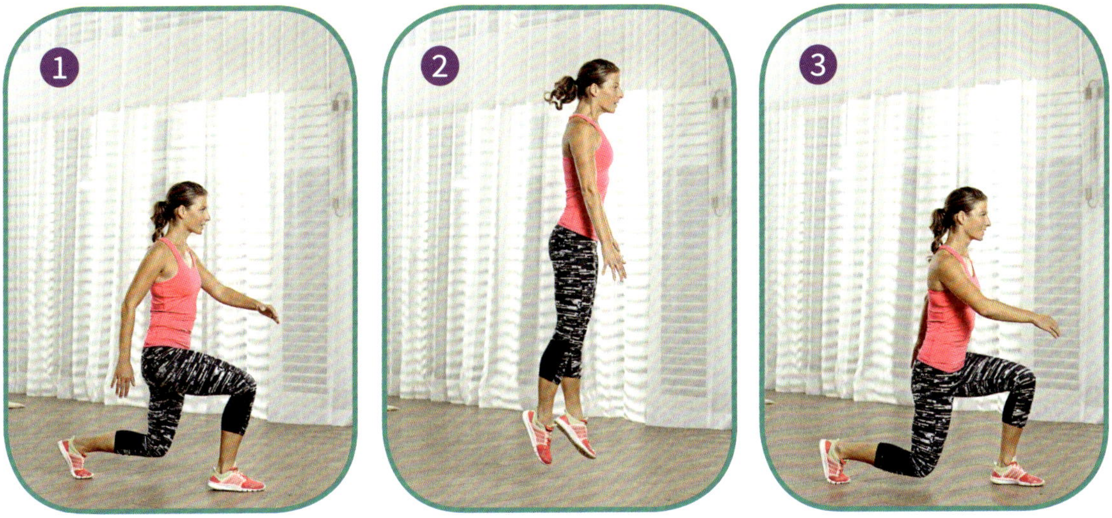

1 Starten Sie im Ausfallschritt mit hüftbreit geöffneten Füßen: Der rechte Fuß ist vorn, die hintere Ferse ist angehoben, beide Knie sind rechtwinklig gebeugt. Verteilen Sie das Gewicht gleichmäßig auf beide Füße. Nehmen Sie eine dynamische Armposition ein: Der rechte Arm ist etwas nach hinten angehoben, der linke Arm ist vorn.

2 Drücken Sie sich mit beiden Beinen explosiv nach oben ab und wechseln Sie in der Luft die Bein- und Armposition.

3 Landen Sie wieder mit beiden Beinen gleichzeitig im Ausfallschritt und wiederholen Sie in einem dynamischen Tempo.

Liegestütz-Strecksprung ●●●

1. Beginnen Sie im aufrechten Stand mit hüftbreit geöffneten Füßen. Die Arme sind seitlich am Körper.
2. Kommen Sie in die Hocke und setzen Sie die Hände vor den Füßen auf dem Boden auf.
3. Springen Sie dann mit beiden Füßen nach hinten in die hohe Planke. Die Füße sind hüftbreit geöffnet. Der Körper bildet von den Fersen bis zum Scheitel eine Linie.
4. Springen Sie dann sofort wieder nach vorn in die Hocke.
5. Drücken Sie sich jetzt explosiv nach oben und führen Sie einen Strecksprung aus. Strecken Sie sich so gut wie möglich und nehmen Sie die Arme weit nach oben.
6. Federn Sie den Sprung ab, indem Sie mit leicht gebeugten Knien landen und sofort wieder in die Hocke gehen, um in einem dynamischen Tempo zu wiederholen.

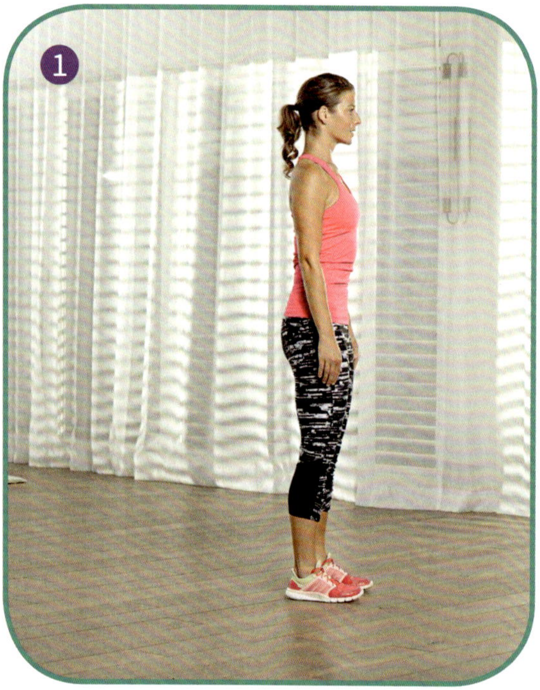

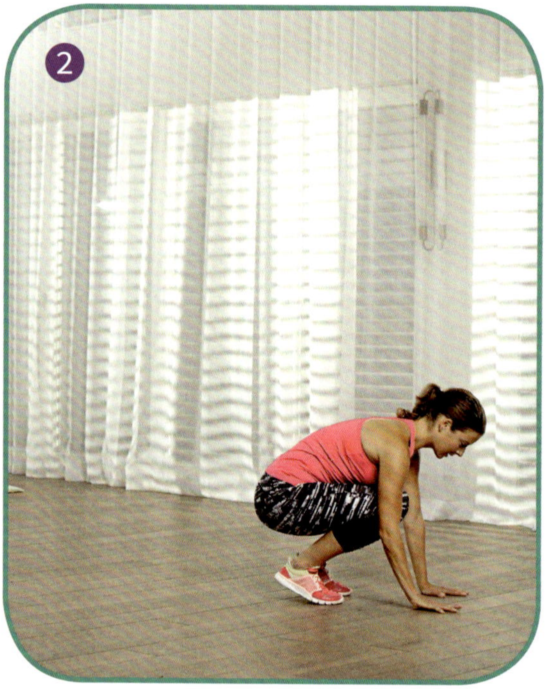

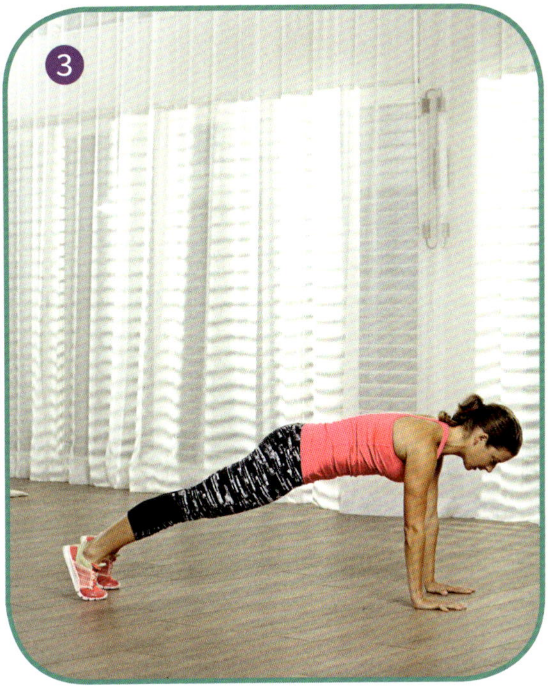
3

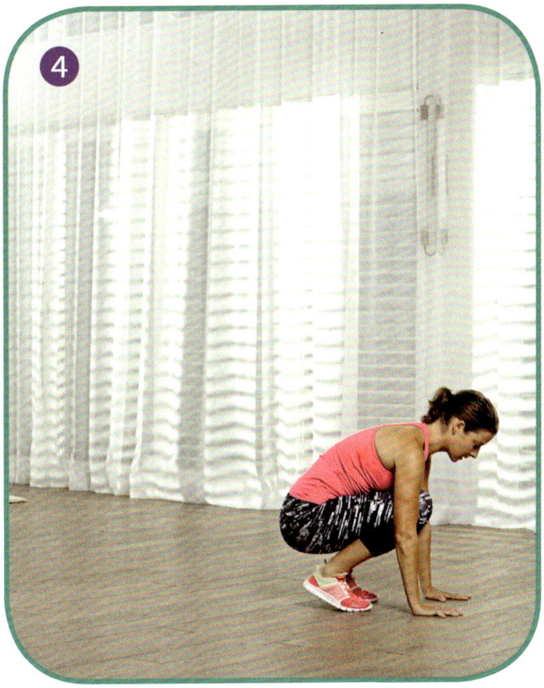
4

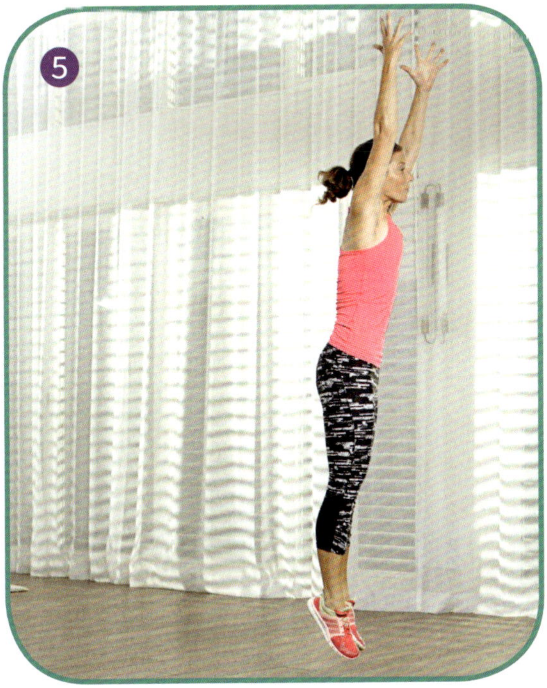
5

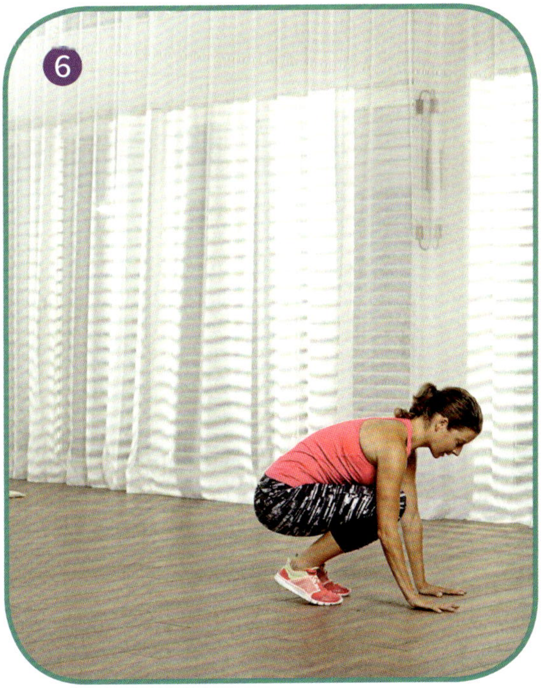
6

DEHNEN

Für einen entspannten Ausklang

Für den Abschluss Ihrer Trainingseinheit finden Sie hier die wichtigsten und wohltuendsten Dehnübungen. Nach einem intensiven Training ist es wichtig, die aufgebaute Spannung in der Muskulatur wieder zu reduzieren. So findet Ihr Körper, ähnlich wie nach dem Yin- und Yang-Prinzip, wieder ins Gleichgewicht zurück. Die ausgewählten Dehnübungen strecken Ihren Körper von Kopf bis Fuß. Sie beginnen zunächst im Stand mit den Übungen für den Oberkörper und arbeiten sich dann Schritt für Schritt nach unten – vom Rücken über die Hüften bis zu den Beinen und Fußspitzen, sodass Sie anschließend entspannt Ihrem Alltag begegnen können.

Schaffen Sie sich eine entspannte Atmosphäre und ziehen Sie die Schuhe aus. So können Sie die Dehnungen tatsächlich bis in die Fußspitzen spüren und haben eine bessere Verbindung zum Boden.

Seitliche Dehnung im Stand

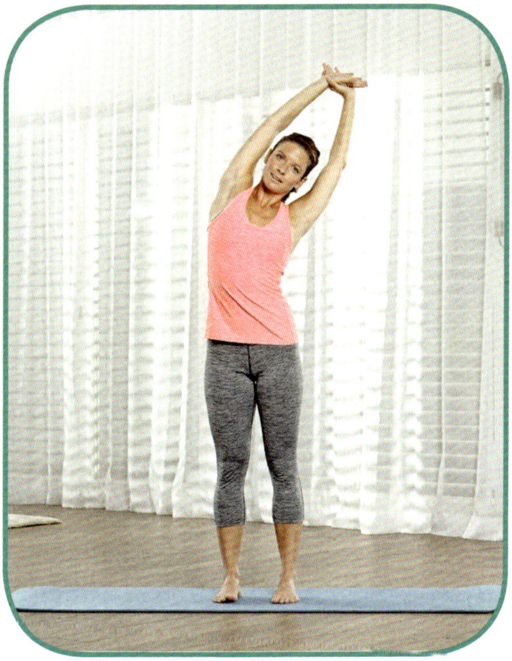

Nehmen Sie einen aufrechten Stand mit hüftbreit geöffneten Füßen ein. Führen Sie die Arme über die Seiten nach oben und greifen Sie mit der linken Hand das rechte Handgelenk. Ziehen Sie sich mit der linken Hand erst einmal weit nach oben, aber lassen Sie die Schultern tief. Neigen Sie sich dann zur linken Seite. Somit wird die rechte Körperseite in die Länge gezogen. Schieben Sie gleichzeitig den rechten Fuß bewusst nach unten in den Boden, um die rechte Körperseite maximal zu dehnen. Halten Sie die Dehnung für mindestens 30 Sekunden. Kommen Sie zur Mitte zurück, greifen Sie mit der rechten Hand das linke Handgelenk und führen Sie die Dehnung zur anderen Seite aus.

WIRKUNG

Mit dieser Dehnung bringen Sie den Körper von Kopf bis Fuß in die Länge, sodass sich anschließend die Haltung aufrechter anfühlt.

Schulter-Nacken-Dehnung

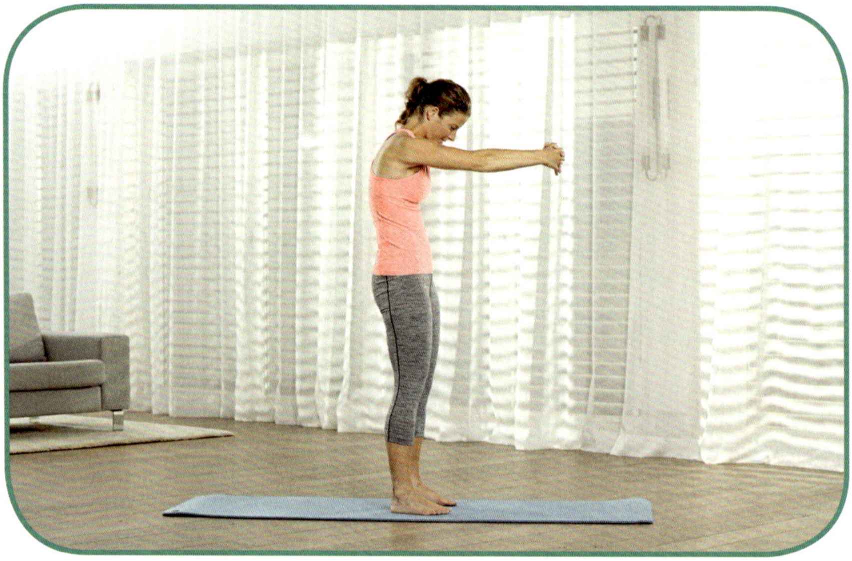

Nehmen Sie einen aufrechten Stand mit hüftbreit geöffneten Füßen ein. Schieben Sie vor dem Körper die Finger ineinander und nehmen Sie die Arme gestreckt auf Schulterhöhe nach oben. Ziehen Sie die Schulterblätter weit auseinander, sodass der obere Rücken rund wird, und rollen Sie den Kopf ein. Atmen Sie bewusst in den Brustkorb ein, weniger in den Bauch, um die Dehnung in den Schultern zu verstärken. Nehmen Sie die Dehnung in der Schulter- und Nackenmuskulatur wahr. Halten Sie die Dehnung für mindestens 30 Sekunden.

WIRKUNG

Diese Dehnung löst Verspannungen im Nacken und in den Schultern und kann bei Kopfschmerzen und nach langen Arbeitstagen am Schreibtisch sehr angenehm sein.

Brustdehnung

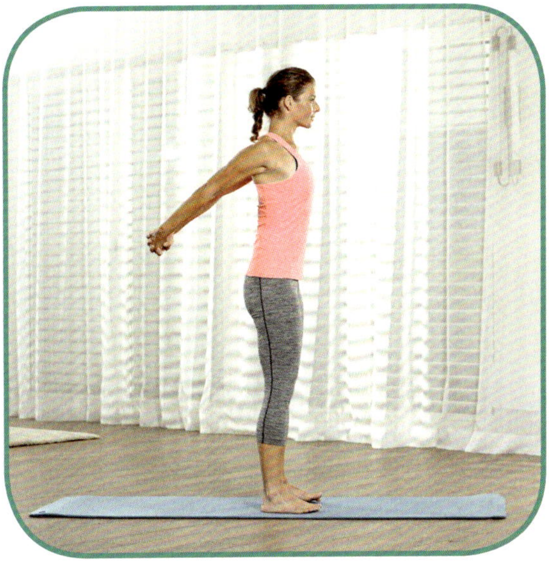

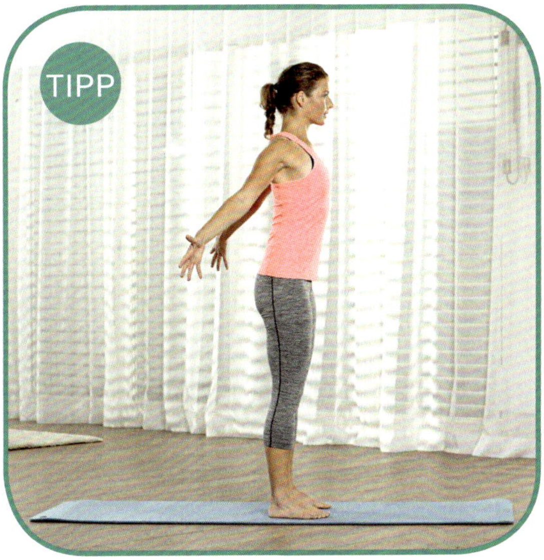

Nehmen Sie einen aufrechten Stand mit hüftbreit geöffneten Füßen ein. Führen Sie die Hände hinter dem Rücken zusammen und schieben Sie die Finger ineinander. Heben Sie dann die Arme so weit wie möglich nach hinten an. Achten Sie dabei auf eine aufrechte Haltung. Die Schultern bewegen sich nach hinten und unten. Nehmen Sie die Dehnung in der Brustmuskulatur wahr. Halten Sie die Dehnung für mindestens 30 Sekunden.

WIRKUNG

Mit dieser Übung öffnen Sie den Brustkorb. Ihre Haltung wird aufrechter, die Atmung kann tiefer werden und die Beweglichkeit in den Schultern wird verbessert.

TIPP

Wem es anfangs schwerfällt, die Hände hinter dem Körper zu schließen, kann sie auch geöffnet lassen. Die Arme bleiben zunächst seitlich am Körper. Drehen Sie dazu die Daumen nach außen, sodass die Schultern nach außen rotieren und sich die Schulterblätter im Rücken annähen.

Oberschenkel-Hüftbeuger-Dehnung

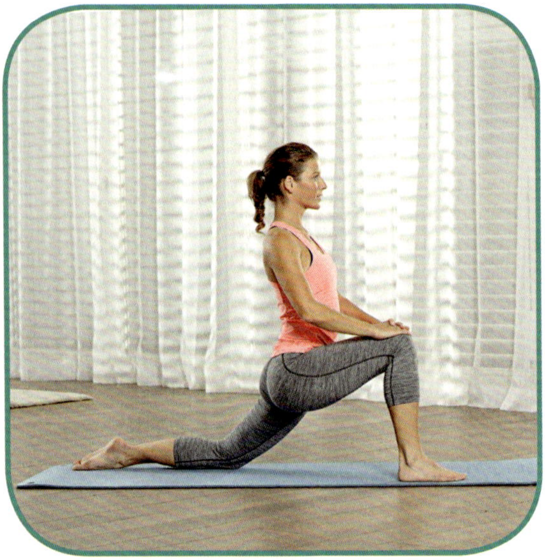

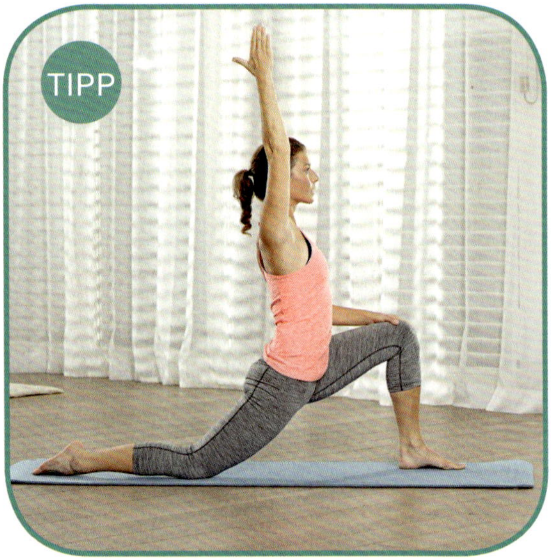

Kommen Sie in einen großen Ausfallschritt, setzen Sie das linke Knie sanft auf dem Boden ab, sodass es weit hinter der linken Hüfte platziert ist, und legen Sie den Fußrücken ab. Das rechte Knie ist angewinkelt und befindet sich direkt über dem Sprunggelenk. Der Oberkörper ist aufrecht, die Hände liegen locker auf dem rechten Oberschenkel. Schieben Sie nun das Becken so weit nach vorn, bis Sie eine Dehnung im linken Hüftbeuger und in der Oberschenkelvorderseite spüren. Schieben Sie die linke Hüfte möglichst weit nach vorn unten und ziehen Sie das Brustbein nach vorn oben. Dadurch wird die gesamte Körpervorderseite geöffnet. Halten Sie die Dehnung für mindestens 30 Sekunden. Um die Position aufzulösen, schieben Sie das Becken wieder zurück, stellen die hintere Fußspitze auf, stützen sich mit den Händen auf dem Oberschenkel ab und drücken sich nach oben.

WIRKUNG

Diese Übung ist gerade für Vielsitzer sehr wichtig, um die verkürzte Hüftbeugemuskulatur wieder zu strecken.

TIPP

Wer die Dehnung verstärken möchte, nimmt zusätzlich den Arm auf der zu dehnenden Seite nach oben. Die Handfläche zeigt dabei zum Körper.

Dehnung der Oberschenkelinnenseite

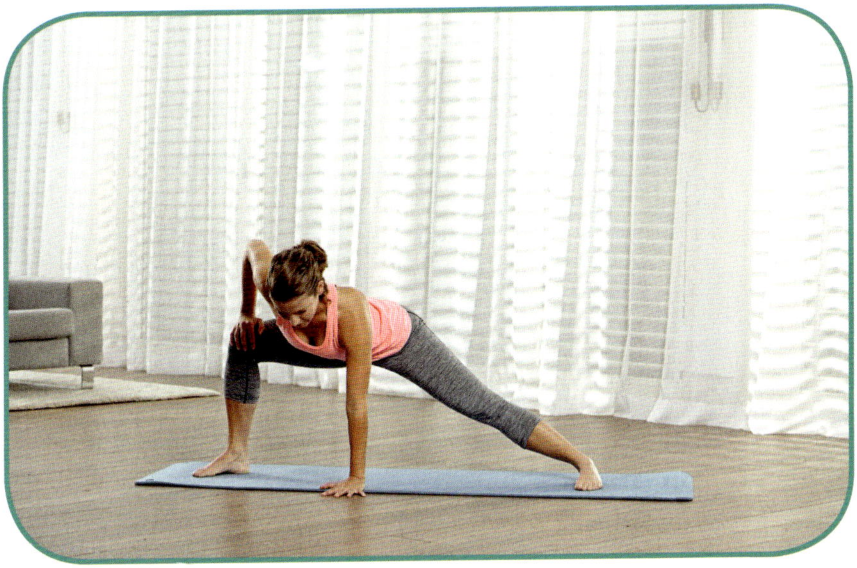

Kommen Sie mit dem rechten Fuß in einen seitlichen Ausfallschritt. Drehen Sie die rechte Fußspitze leicht nach außen, die linke Fußspitze zeigt nach vorn. Verlagern Sie das Gewicht nach rechts, indem Sie das rechte Knie beugen, und kommen Sie tief. Das rechte Knie befindet sich über dem Sprunggelenk. Stützen Sie die rechte Hand auf dem Oberschenkel ab, neigen Sie sich mit geradem Rücken nach vorn und setzen Sie die linke Hand direkt unter Ihrem Gesicht auf dem Boden ab. Das linke Bein ist gestreckt, die ganze Fußsohle drückt in den Boden. Nehmen Sie die Dehnung auf der Oberschenkelinnenseite wahr. Halten Sie die Dehnung für mindestens 30 Sekunden. Um die Position aufzulösen, stützen Sie beide Hände auf dem rechten Oberschenkel ab, richten sich auf und verlagern das Gewicht auf die andere Seite.

WIRKUNG

Diese Dehnung bringt Mobilität und Geschmeidigkeit in Ihre Hüften und wirkt Verkürzungen auf der Oberschenkelinnenseite entgegen.

Diagonale Dehnung

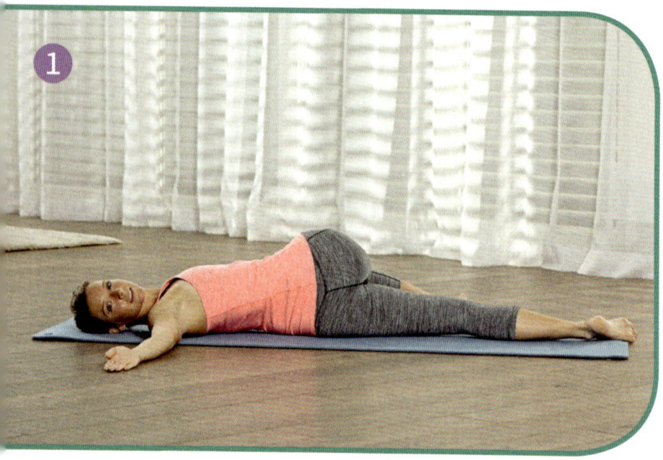

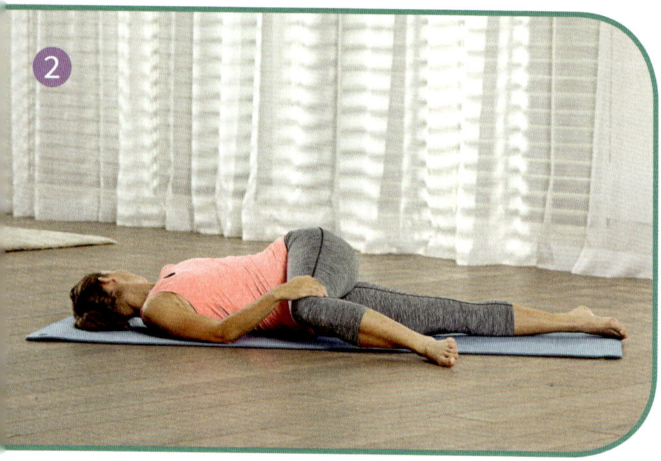

1 Kommen Sie in die Rückenlage. Strecken Sie das linke Bein aus und ziehen Sie das rechte Bein zu sich heran. Legen Sie die linke Hand an die rechte Knieaußenseite und schieben Sie das rechte Bein angewinkelt zur linken Seite. Das ganze Becken rotiert dabei nach links. Lassen Sie die linke Hand auf der Knieaußenseite ruhen und legen Sie den Fuß locker auf dem Boden ab. Drehen Sie den Oberkörper nach rechts auf, indem Sie den rechten Arm zur rechten Seite strecken und ablegen. Halten Sie die rechte Schulter möglichst nah am Boden. Ihr Blick folgt der rechten Hand. Nehmen Sie die Dehnung in der rechten Körperseite wahr: von der Oberschenkelaußenseite über das Gesäß, den seitlichen Rumpf und die Brustmuskulatur entlang bis in den Arm. Halten Sie die Dehnung für mindestens 30 Sekunden.

2 Um die Position aufzulösen, schieben Sie mit der linken Hand das angewinkelte Bein zur Mitte zurück, stellen den Fuß ab, wechseln die Beinstellung und wiederholen den Ablauf zur anderen Seite.

WIRKUNG

Die Drehung ist wohltuend für die Wirbelsäule. Besonders der untere Rücken wird durch die Rotation des Beckens entspannt.

Dehnung der Körperrückseite

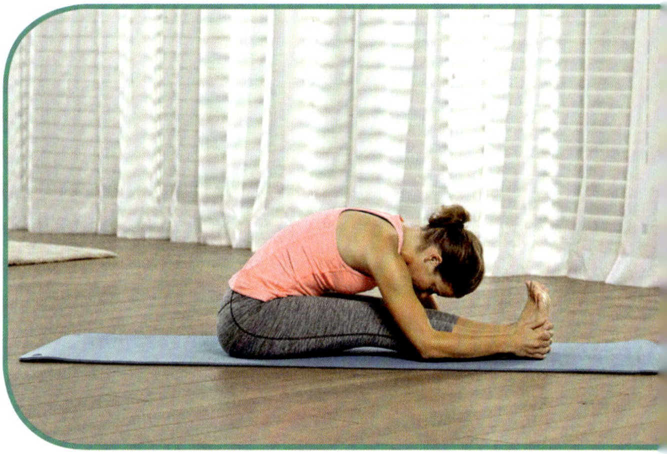

Setzen Sie sich auf den Boden und strecken Sie die Beine geschlossen nach vorn. Die Fußspitzen zeigen nach oben. Neigen Sie sich aus den Hüften nach vorn und greifen Sie mit den Händen links und rechts von außen an die jeweilige Fußsohle. Ziehen Sie sich sanft noch etwas tiefer in die Dehnung. Nehmen Sie die Dehnung in der Beinrückseite wahr. Lassen Sie den Kopf und die Schultern entspannt hängen, der Rücken darf ganz rund sein. Halten Sie die Dehnung für mindestens 30 Sekunden.

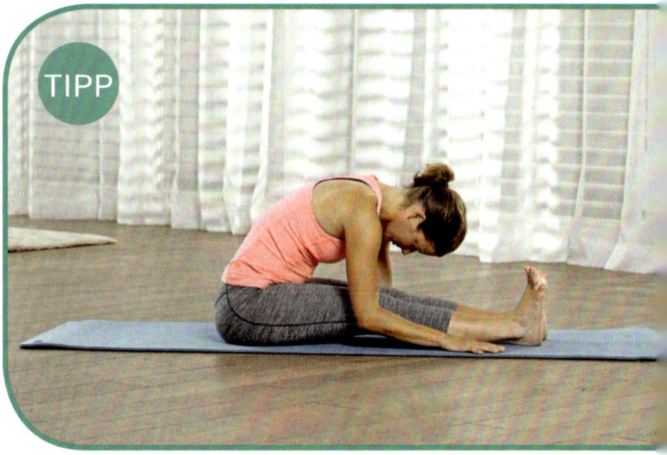

WIRKUNG

Hier dehnen Sie die gesamte hintere Muskel-Faszien-Kette: von der Fußsohle bis nach oben zum Nacken. Damit wirken Sie verkürzten Beinrückseiten entgegen und lösen Verspannungen im Rücken.

TIPPS

Wenn Sie die Fußsohlen nicht umgreifen können, platzieren Sie die Hände links und rechts neben den Beinen und legen Sie die Unterarme locker ab. Sie können die Hände auch auf die Schienbeine oder an die Sprunggelenke legen oder auch die Fußspitzen greifen.

3 TRAININGSPLÄNE FÜR JEDES FITNESSZIEL

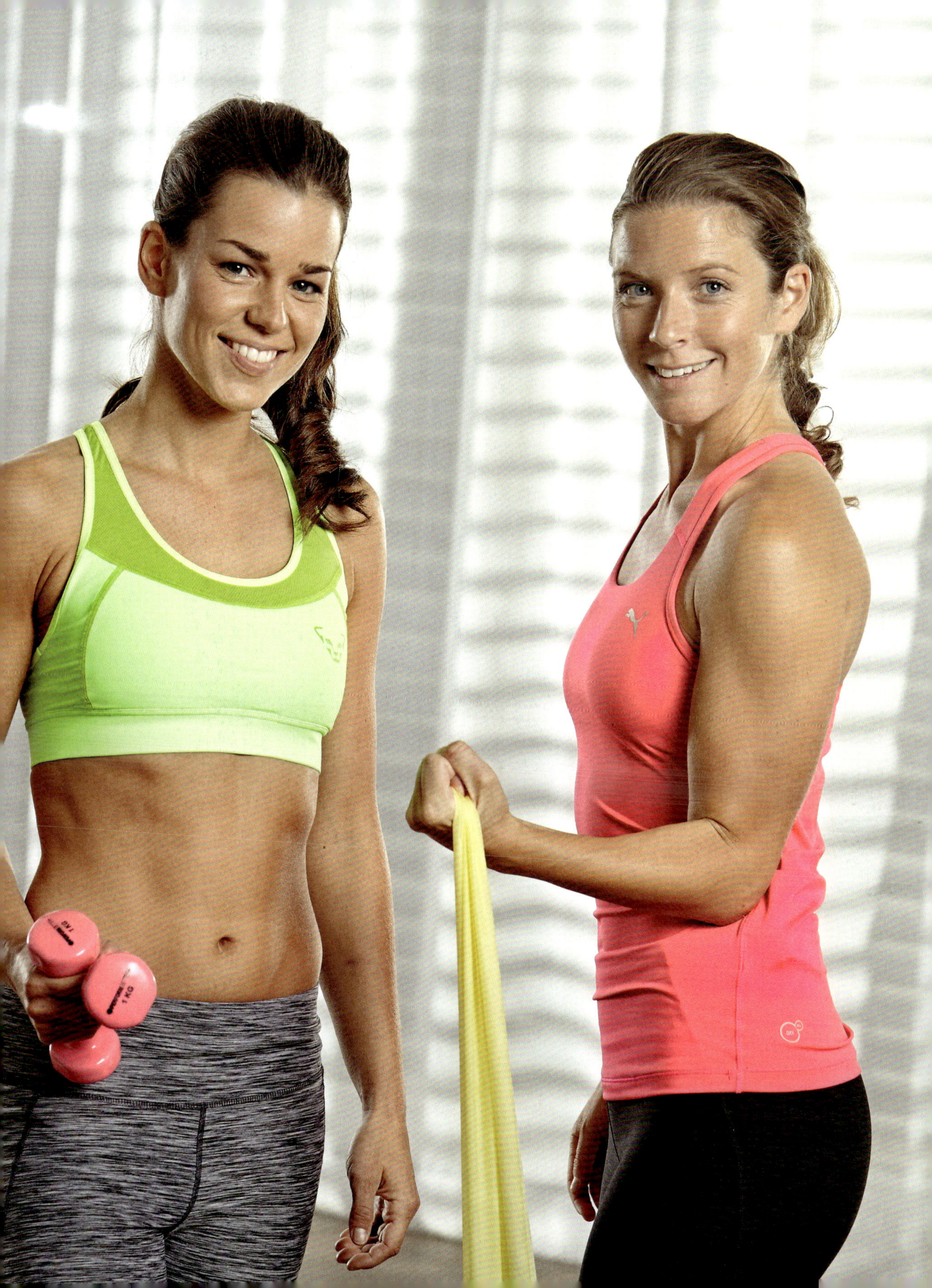
1 KG

Legen Sie los

Jede Trainingseinheit ist in Mobilisation, Hauptteil und Dehnen unterteilt. Führen Sie die Mobilisation und das Dehnen immer durch. Die Dauer ist in der angegebenen Gesamttrainingszeit bereits berücksichtigt. Der Hauptteil ist im Zirkelprinzip aufgebaut. Das heißt, Sie beginnen mit der ersten Übung, führen die angegebene Wiederholungszahl oder auch Belastungszeit aus, dann kommen Sie zur zweiten Übung, zur dritten, zur vierten usw. Haben Sie alle Übungen einmal durchgeführt, ist der erste Satz abgeschlossen. Wiederholen Sie alle Übungen so oft wie Sätze angegeben sind.

Die Vorteile des Zirkelprinzips

Sinn und Zweck des Zirkelprinzips ist, dass Sie zwischen den Übungen und Sätzen keine nennenswerten Pausen machen. Die Übungen sind so aufeinander abgestimmt, dass nie dieselbe Muskelgruppe hintereinander beansprucht wird. Ihr Training ist somit zeitsparend und effektiv, da Sie konstant in Bewegung bleiben. Einsteiger können zu Beginn maximal 30 Sekunden zwischen jeder Übung, oder nach jeder zweiten Übung für 45 Sekunden pausieren. Verringern Sie die Pausen kontinuierlich. Stoppen Sie unbedingt die Zeit. Längere Pausen mindern den Trainingseffekt. Nach sechs bis acht Wochen sollten Sie einen 30-minütigen Einsteigerplan ohne Pausen durchführen können.

Mobilisation

Führen Sie entweder die komplette Mobilisation oder die Empfehlung bei jedem Trainingsplan durch.

	Übung	Zeit
1	Schulterkreisen (S. 38)	30–45 Sek.
2	Wechselseitige Schulterrotation (S. 39)	30–45 Sek.
3	Oberkörperkreisen (S. 49)	30–45 Sek.
4	Tiefer Ausfallschritt mit Rotation (S. 41)	1 Min.
5	Krabbeln in das umgedrehte V (S. 42/43)	1 Min.
6	Tiefe dynamische Hocke (S. 44/45)	1 Min.
7	Wirbelsäulenmobilisation im Vierfüßlerstand (S. 46)	30–45 Sek.
8	Rotation im Vierfüßlerstand (S. 47)	1 Min.

Dehnen

Wer möchte, kann gern länger als 30 Sekunden in der jeweiligen Position verweilen.

	Übung	Zeit
1	Seitliche Dehnung im Stand (S. 121)	30 Sek. pro Seite
2	Schulter-Nacken-Dehnung (S. 122)	30 Sek. pro Seite
3	Brustdehnung (S. 123)	30 Sek.
4	Oberschenkel-Hüftbeuger-Dehnung (S. 124)	30 Sek. pro Seite
5	Dehnung der Oberschenkelinnenseite (S. 125)	30 Sek. pro Seite
6	Diagonale Dehnung (S. 126)	30 Sek. pro Seite
7	Dehnung der Körperrückseite (S. 127)	30 Sek.

Mobilisation

Dauer: mindestens 5 Minuten

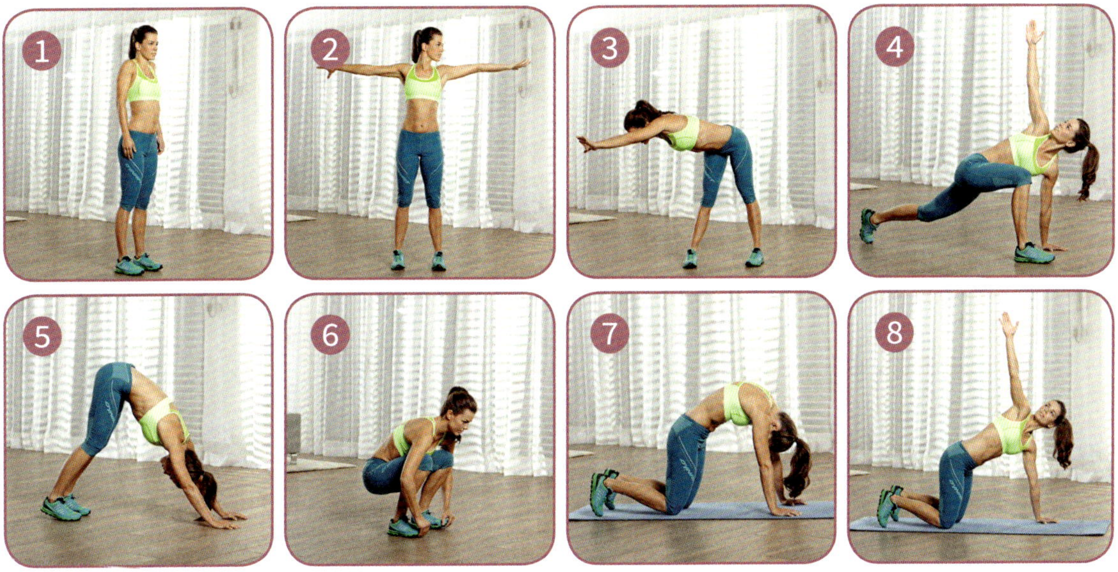

Dehnen

Dauer: mindestens 5 Minuten

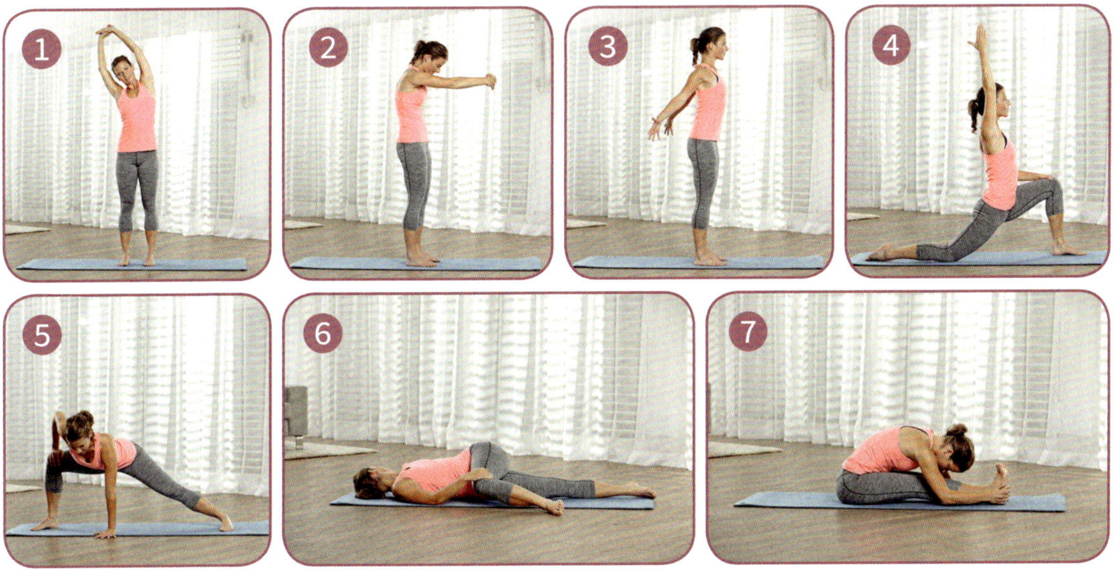

Start-up 1 für Einsteiger 30 Min.

Das Kurzprogramm mit sieben Übungen ist der ideale Plan, um einen Einstieg in das Functional Training zu finden. Sie trainieren die Grundübungen aus allen sieben Bewegungskategorien. Der Plan ist daher perfekt, um die Grundlagen zu schulen und eine Rundumfitness aufzubauen.

Sie benötigen: Handtuch, Wand, Tür

Mobilisation

1 Schulterkreisen (Seite 38)
2 Oberkörperkreisen (Seite 40)
3 Wirbelsäulenmobilisation im Vierfüßlerstand (Seite 46)
4 Rotation im Vierfüßlerstand (Seite 47)

Hauptteil

	Übung	Seite	Zeit	Wdh.	Sätze
1	Vierfüßlerstand mit angehobenen Knien	51	1 Min.		2
2	Liegestütz an der Wand	71		20	2
3	Rudern an der Tür	85		20	2
4	Kniebeuge	89		15	2
5	Beckenlift	104		15	2
6	Einbeiniger Sprung	111		10 pro Seite	2
7	Beidbeiniger Sprung	112	1 Min.		2

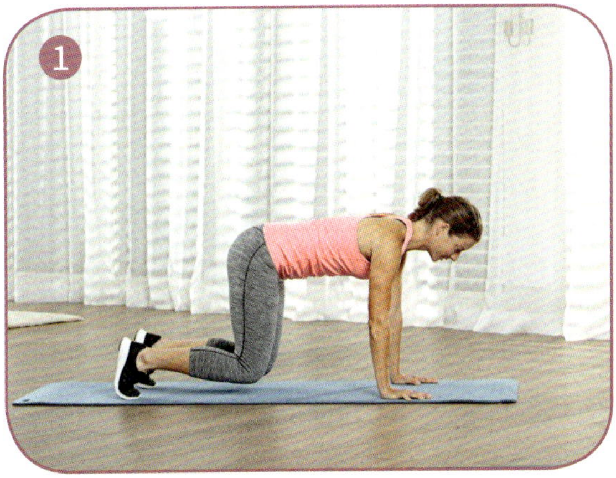
1

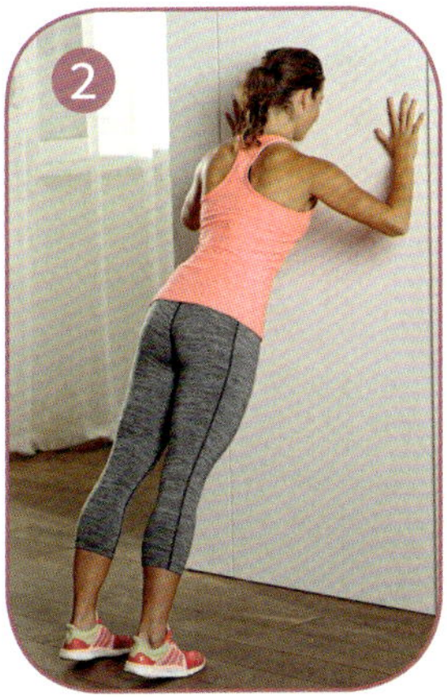
2

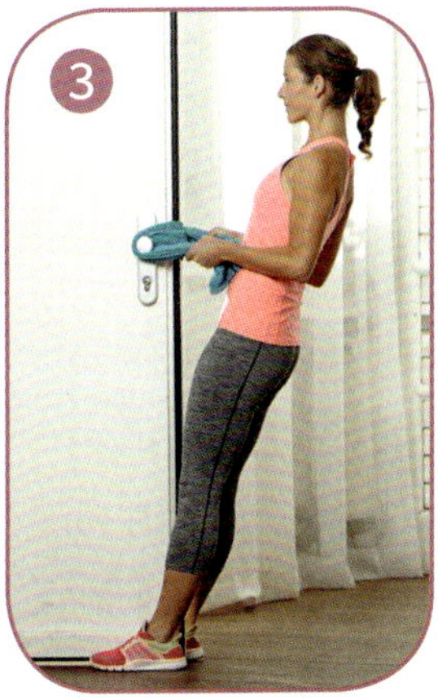
3

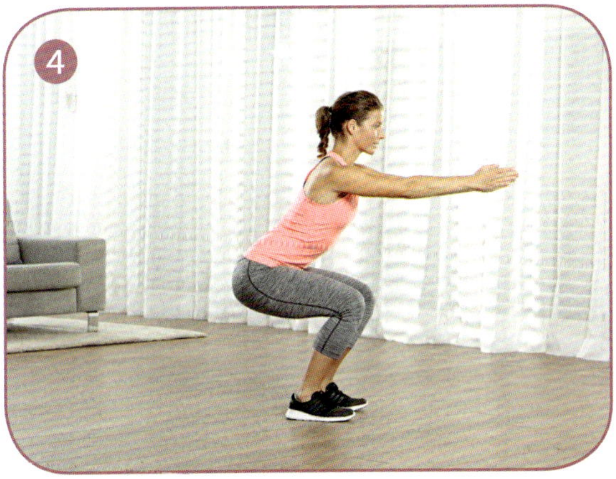
4

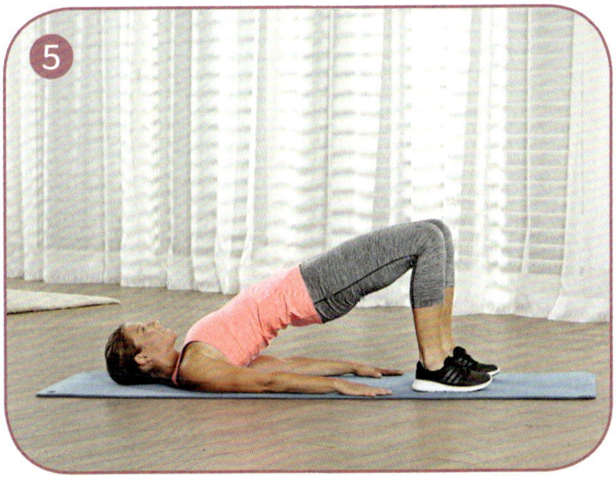
5

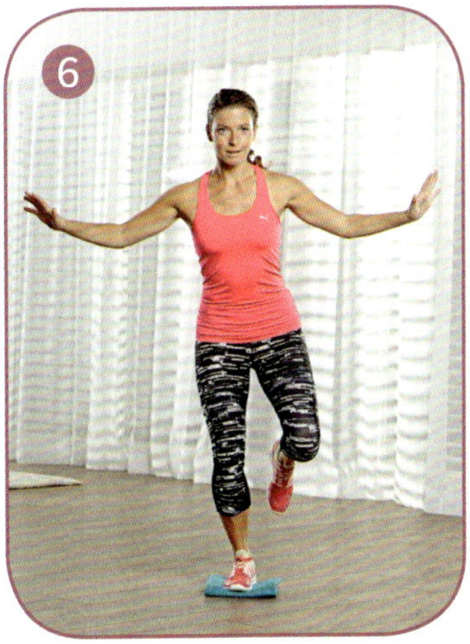
6

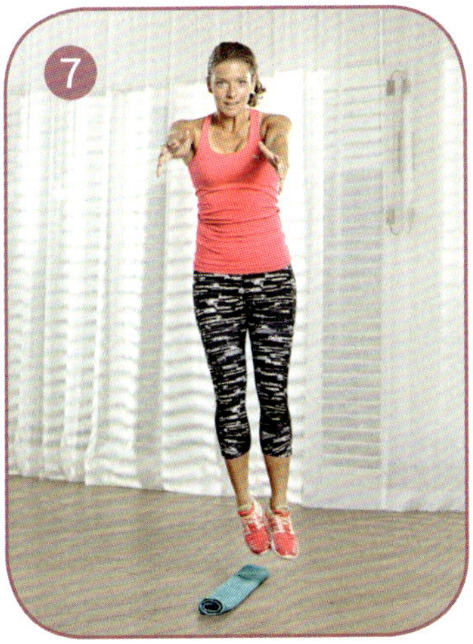
7

Start-up 2 für Einsteiger 45 Min.

Mit insgesamt zehn Übungen fordert dieses Programm deutlich mehr Durchhaltevermögen als das Kurzprogramm. Der Schwerpunkt liegt hier auf die den ganzen Körper fordernden Stabilitätsübungen. Es kommen viele Muskeln zum Einsatz und Sie bauen Kraft auf. Das Training ist sehr abwechslungsreich mit allen Bewegungsmustern gestaltet und macht Sie fit für die fortgeschrittenen Übungen.

Sie benötigen: Handtuch, Gymnastikband, Erhöhung, z. B. eine Bank oder eine stabile Kiste

Mobilisation

1 Wechselseitige Schulterrotation (Seite 39)
2 Oberkörperkreisen (Seite 40)
3 Krabbeln in das umgedrehte V (Seite 42/43)
4 Wirbelsäulenmobilisation im Vierfüßlerstand (Seite 46)
5 Rotation im Vierfüßlerstand (Seite 47)

Hauptteil

	Übung	Seite	Zeit	Wdh.	Sätze
1	Diagonaler Crunch im Stand	49		15 pro Seite	2
2	Hohe dynamische Planke mit Knieabsetzen	56		15	2
3	Erhöhter Pyramidenliegestütz	75		15	2
4	Dynamisches Ziehen in das große X	83		15	2
5	Ausfallschritt	93		15 pro Seite	2
6	Diagonale halbe Standwaage	101		15 pro Seite	2
7	Jumping Jack mit boxen	114	1 Min.		2
8	Dynamischer Seitstütz	63		15 pro Seite	2
9	Erhöhte Planke mit seitlichem Crunch	60		15 pro Seite	2
10	Beidbeiniger Sprung	112	1 Min.		2

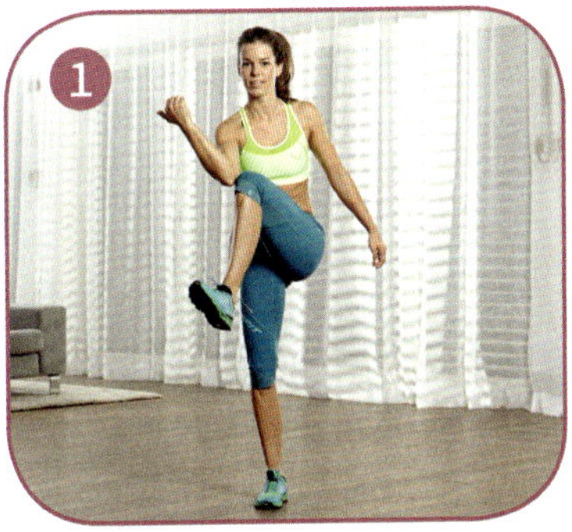
1

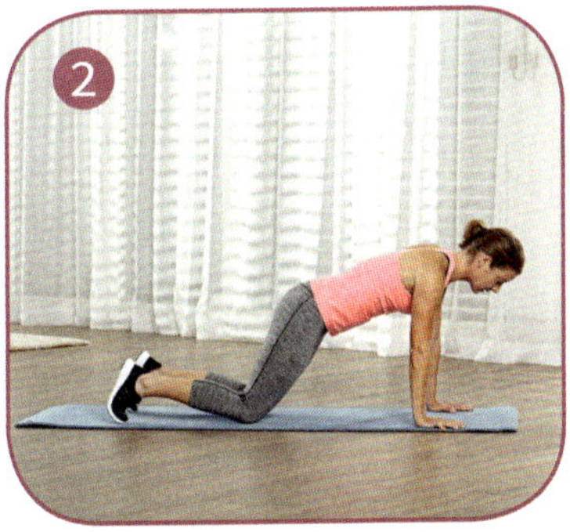
2

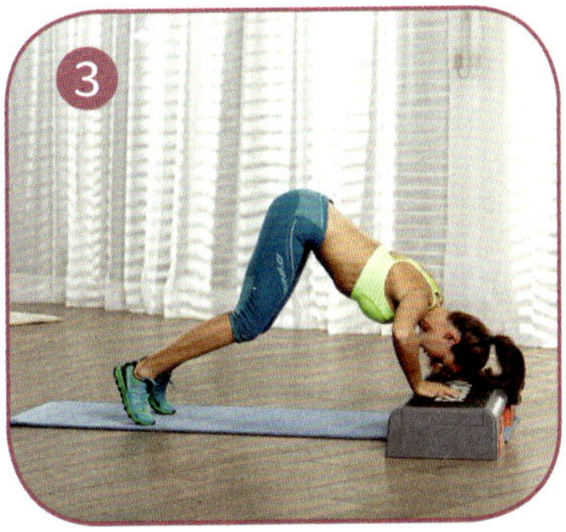
3

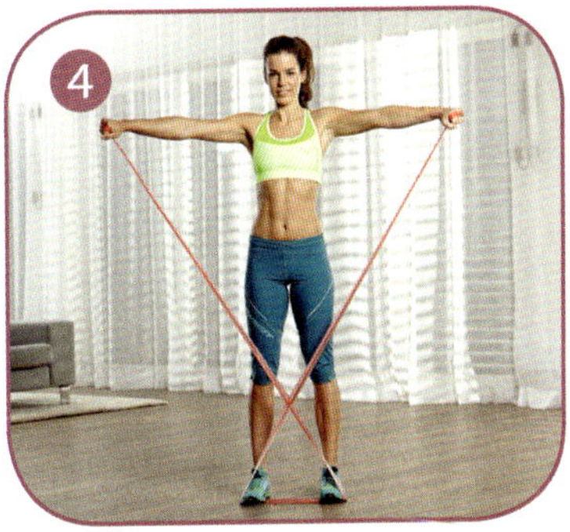
4

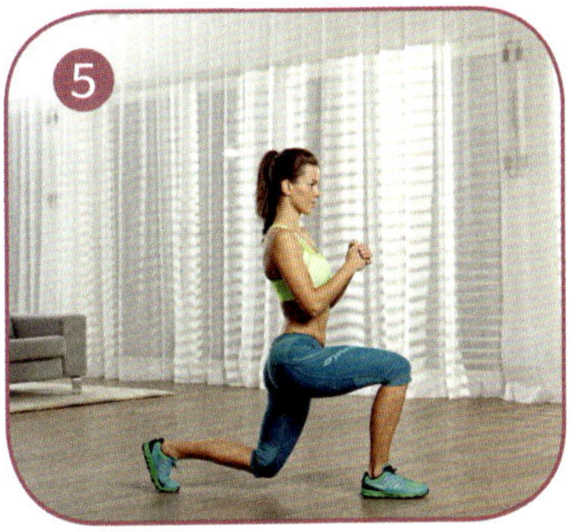
5

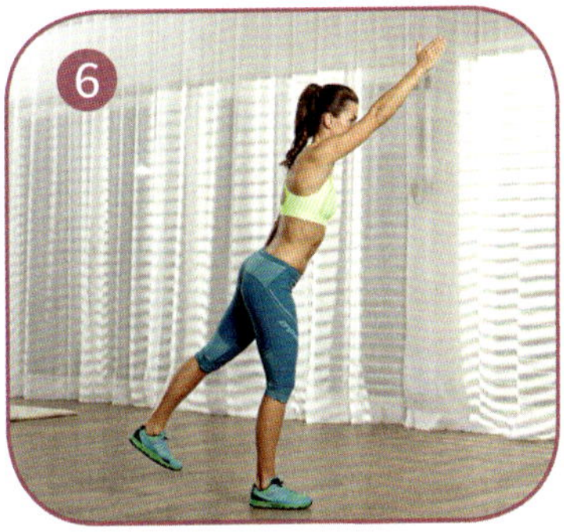
6

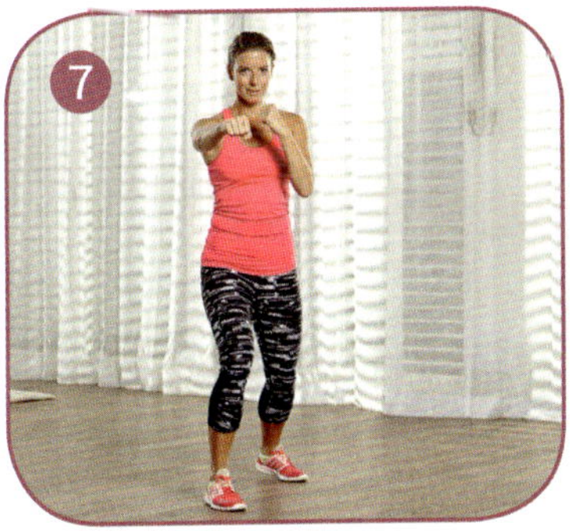
7

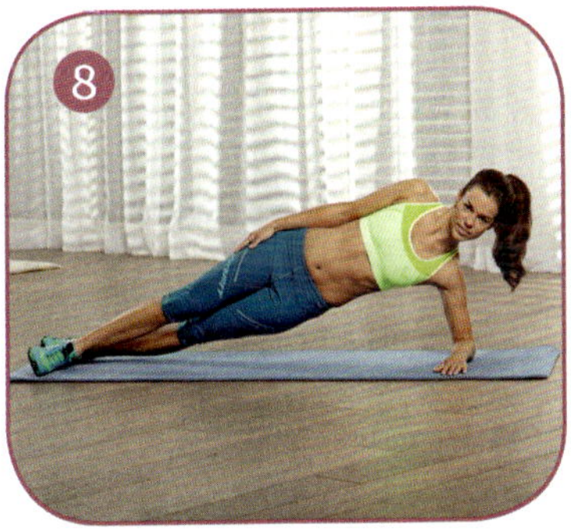
8

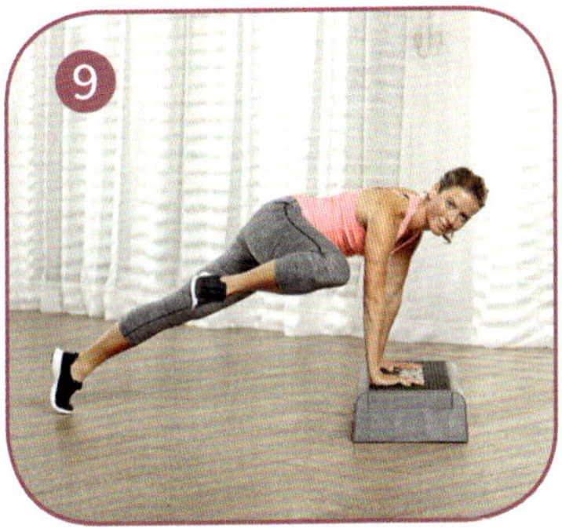
9

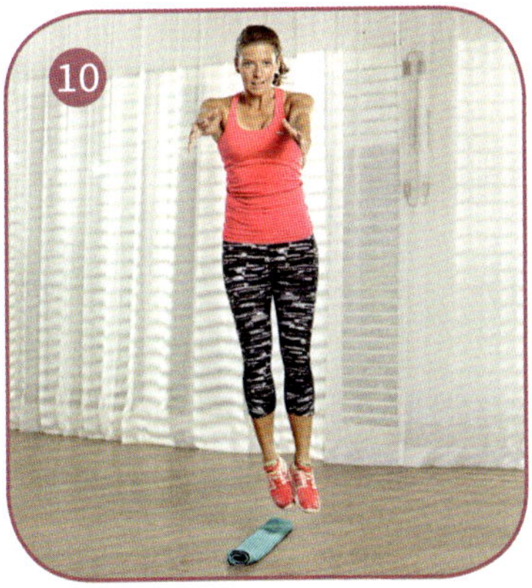
10

Easy Power für Fortgeschrittene 30 Min.

Starten Sie richtig durch! Das 30-Minuten-Programm beinhaltet zwar nur sechs Übungen, dafür werden Sie aber erstmals mit drei Sätzen trainieren. Sie werden spüren, dass die letzte Zirkelrunde Sie am meisten herausfordern wird. Hier gilt es durchzuhalten.

Sie benötigen hier kein zusätzliches Equipment, können für einige Übungen jedoch eine Matte nutzen.

Mobilisation

1 Schulterkreisen (Seite 38)
2 Oberkörperkreisen (Seite 40)
3 Tiefe dynamische Hocke (Seite 44/45)
4 Rotation im Vierfüßlerstand (Seite 47)

Hauptteil

	Übung	Seite	Zeit	Wdh.	Sätze
1	Planke	54	1 Min.		3
2	Liegestütz mit abgelegten Knien	73		15	3
3	Horizontales Rudern mit aufgestellten Beinen	86		15	3
4	Ausfallschritt mit Rotation	94		15 pro Seite	3
5	Abgestützte einbeinige Brücke mit Beckenlift	109		15 pro Seite	3
6	Kniebeugen-Strecksprung	116	1 Min.		3

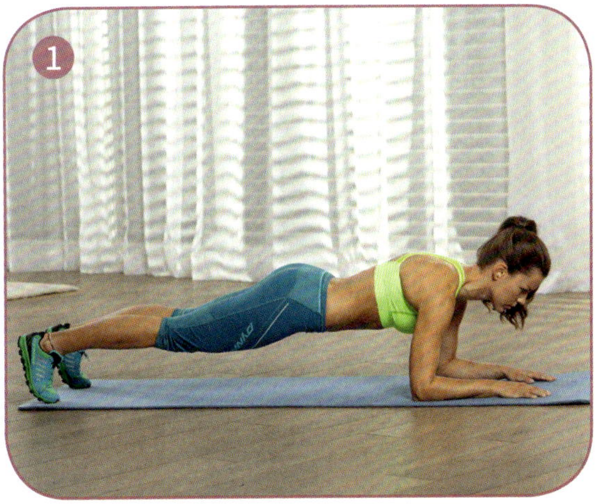
1

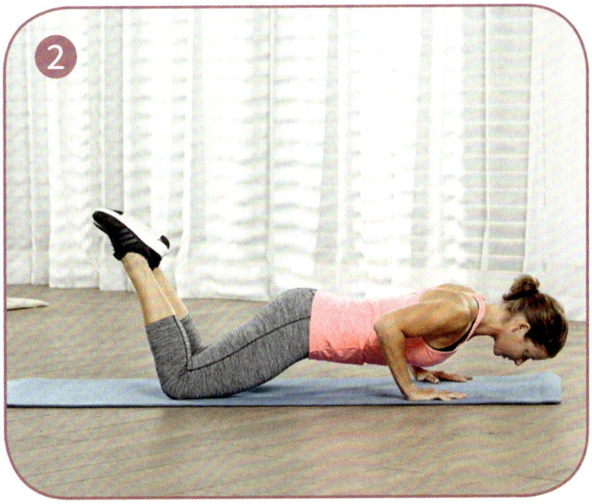
2

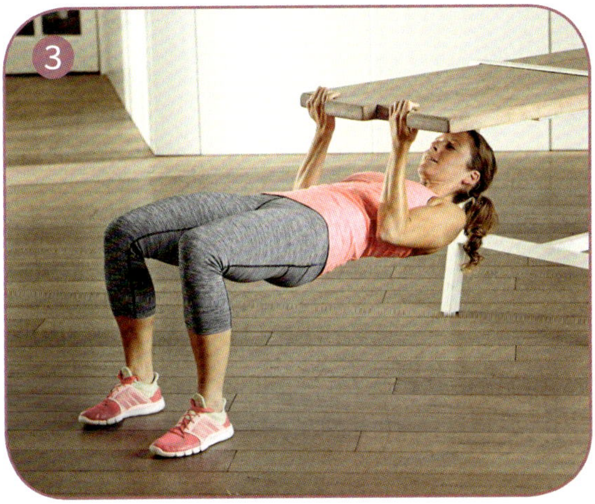
3

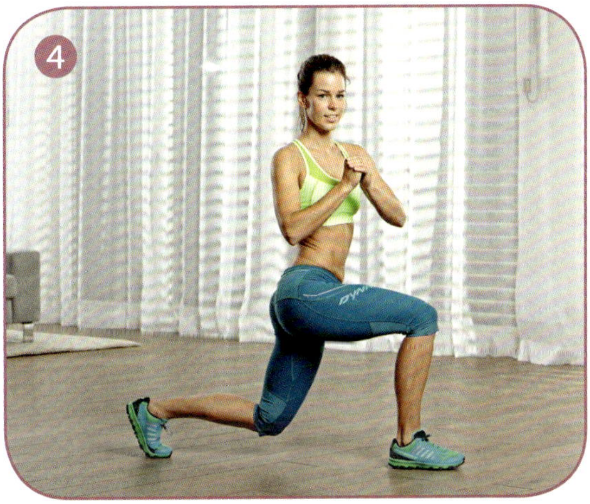
4

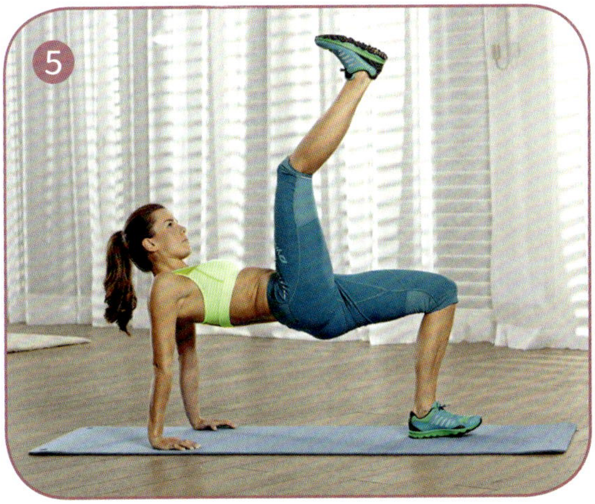
5

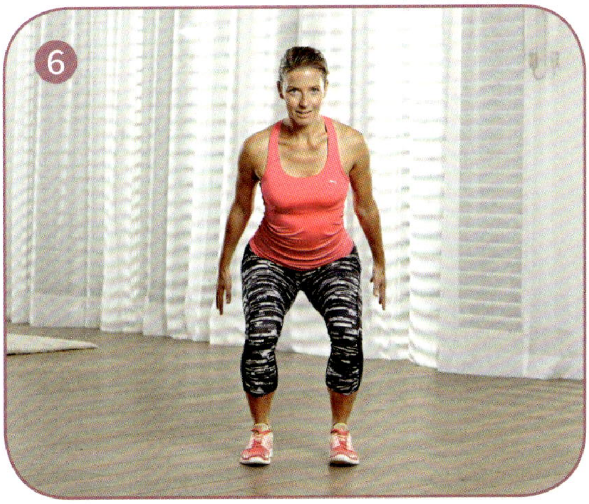
6

Full Power für Fortgeschrittene 45 Min.

Bei diesem 45-minütigen Zirkel erhöhen wir die Anzahl der Übungen. Acht Übungen – aus jeder Kategorie zwei, und das für drei Runden. Hier geht es nun richtig zur Sache. Die intensiven Powerübungen halten die Fettverbrennung auf Hochtouren. Falls nötig, pausieren Sie zwischen den Zirkelrunden für 30 bis 60 Sekunden.

Sie benötigen: Gymnastikband, Erhöhung, z. B. Bank, Hocker, stabile Kiste

Mobilisation

1 Wechselseitige Schulterrotation (Seite 39)
2 Oberkörperkreisen (Seite 40)
3 Tiefer Ausfallschritt mit Rotation (Seite 41)
4 Tiefe dynamische Hocke (Seite 44/45)
5 Rotation im Vierfüßlerstand (Seite 47)

Hauptteil

	Übung	Seite	Zeit	Wdh.	Sätze
1	Knieheben mit Twist	52	1 Min.		3
2	Pyramidenliegestütz	76		15	3
3	Einbeiniges Trizepsdrücken	80		10 pro Seite	3
4	Dynamisches Ziehen mit Kniebeuge	84		15	3
5	Gekreuzter Ausfallschritt	99		15 pro Seite	3
6	Dynamische Standwaage	102		15 pro Seite	3
7	Erhöhte Planke mit seitlichem Crunch	60		15 pro Seite	3
8	Trippeln	113	1 Min.		3

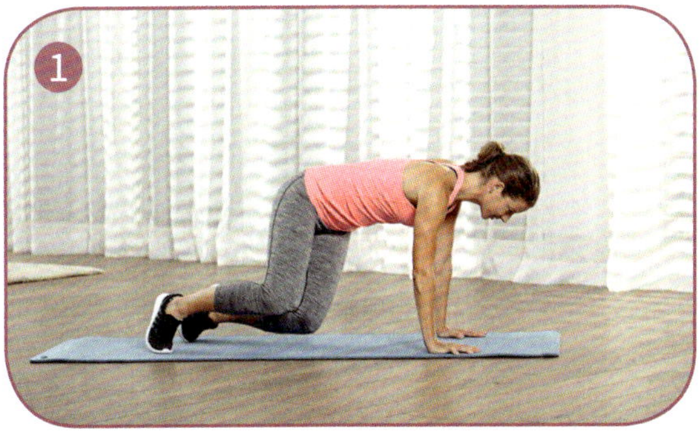
1

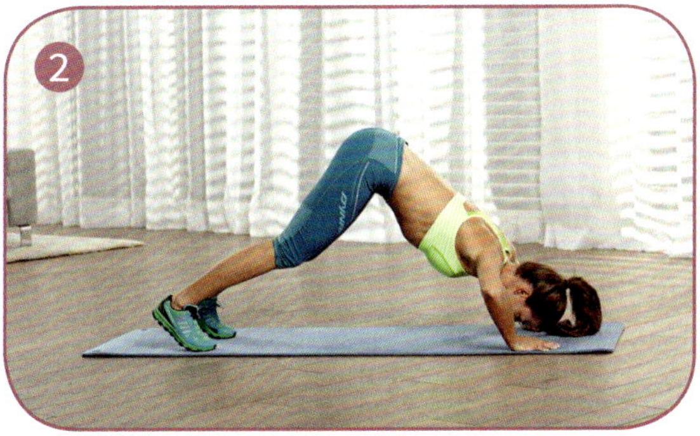
2

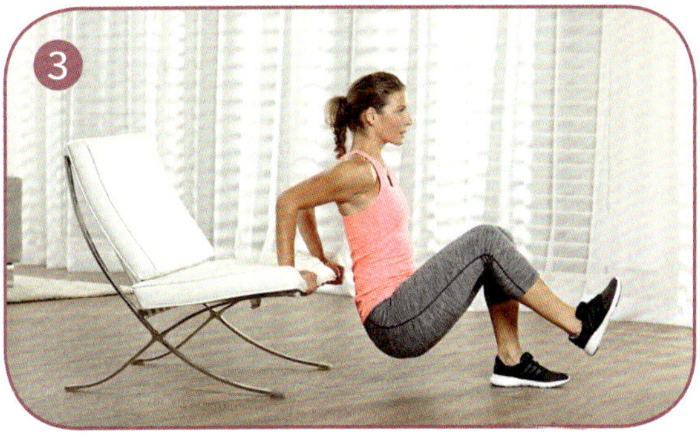
3

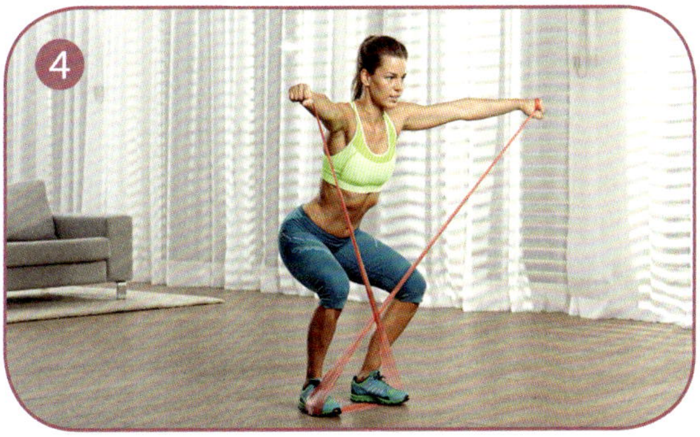
4

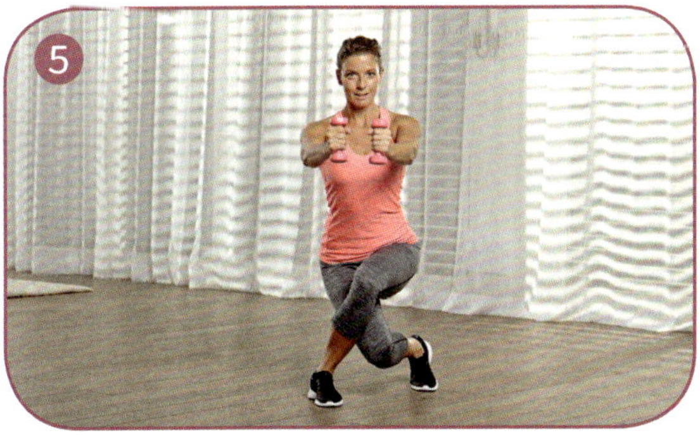
5

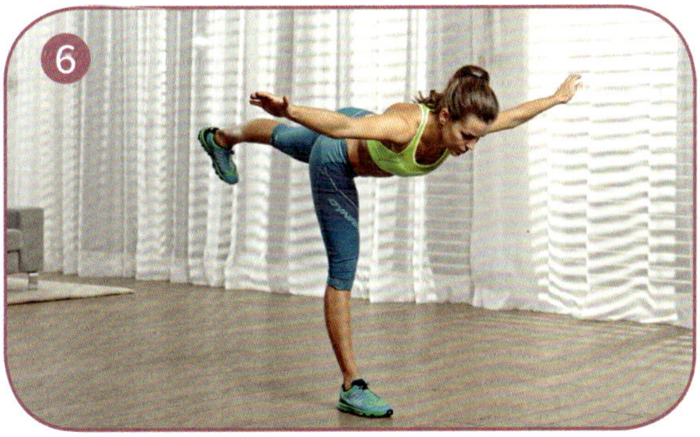
6

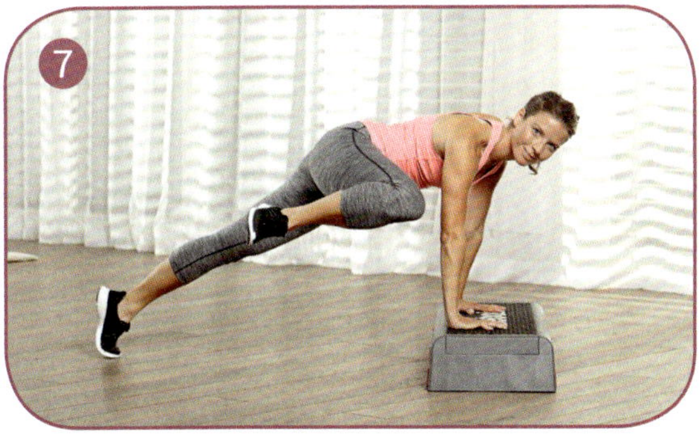
7

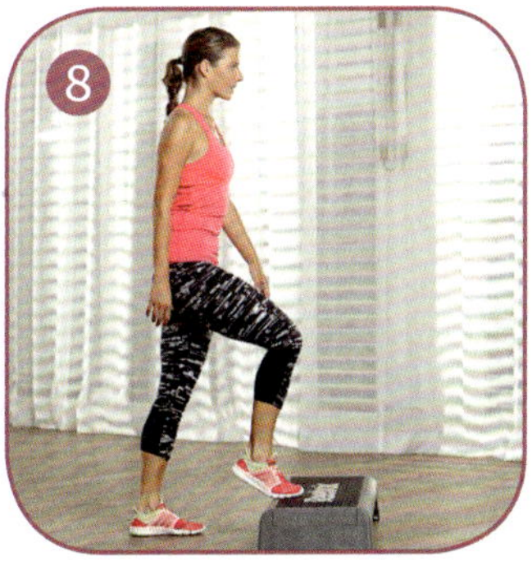
8

Maximum Power für Fitte 45 Min.

Ohne Schweiß kein Preis! Dieses Programm ist eine echte Herausforderung. Sie werden die intensivsten Übungen aus allen Bewegungskategorien ausführen: acht Übungen mit hohem Schwierigkeitsgrad – und das über drei Zirkelrunden hinweg.

Sie benötigen: Handtuch, evtl. Gymnastikmatte

Mobilisation

1 Schulterkreisen (Seite 38)
2 Oberkörperkreisen (Seite 40)
3 Tiefer Ausfallschritt mit Rotation (Seite 41)
4 Tiefe dynamische Hocke (Seite 44/45)
5 Krabbeln in das umgedrehte V (Seite 42/43)

Hauptteil

	Übung	Seite	Zeit	Wdh.	Sätze
1	Hohe/tiefe Planke im Wechsel	58/59	1 Min.		3
2	Paddeln	69	1 Min.		3
3	Klassischer Liegestütz	74		10	3
4	Horizontales Rudern mit gestreckten Beinen	87		10	3
5	Gleitender Ausfallschritt	95		10 pro Seite	3
6	Seitlich gleitender Ausfallschritt	99		10 pro Seite	3
7	Einbeiniger erhöhter Beckenlift	107		10 pro Seite	3
8	Liegestütz-Strecksprung	118/119	1 Min.		3

Extra Powertipp: Wiederholen Sie den Liegestütz-Strecksprung nach Belieben auch zwischen den anderen Übungen, um die Fettverbrennung richtig anzukurbeln.

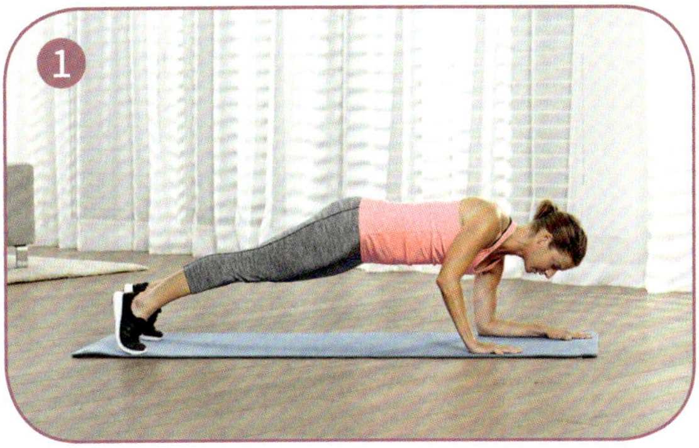
1

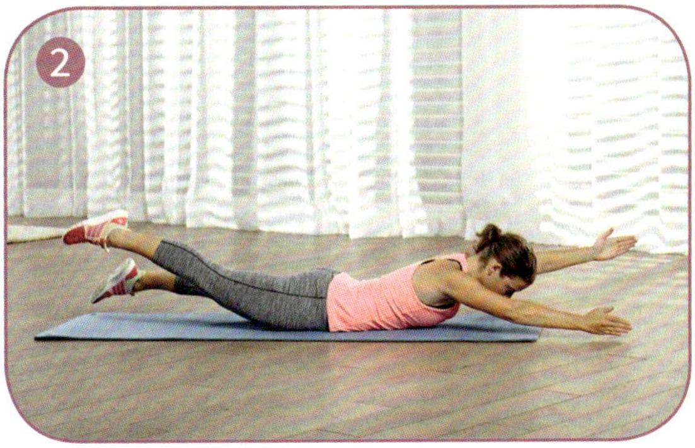
2

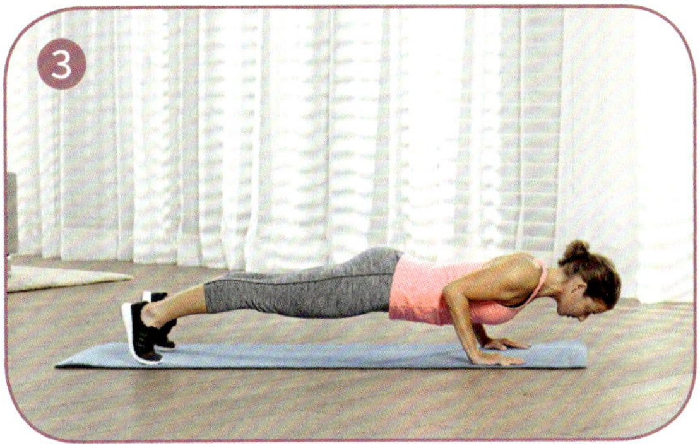
3

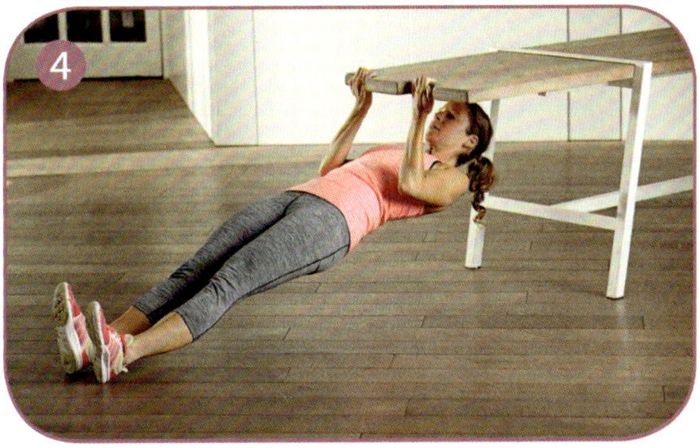
4

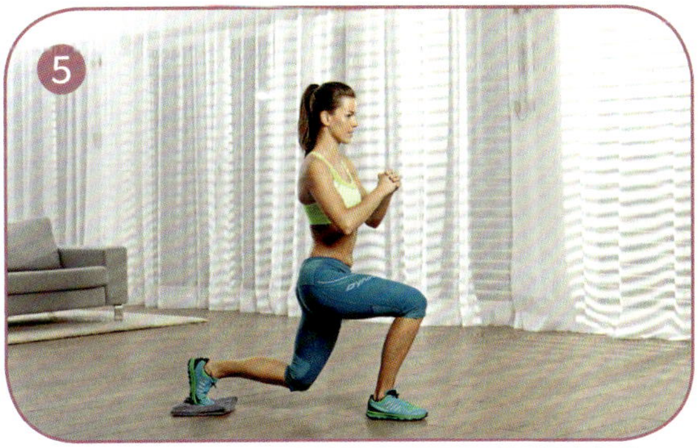
5

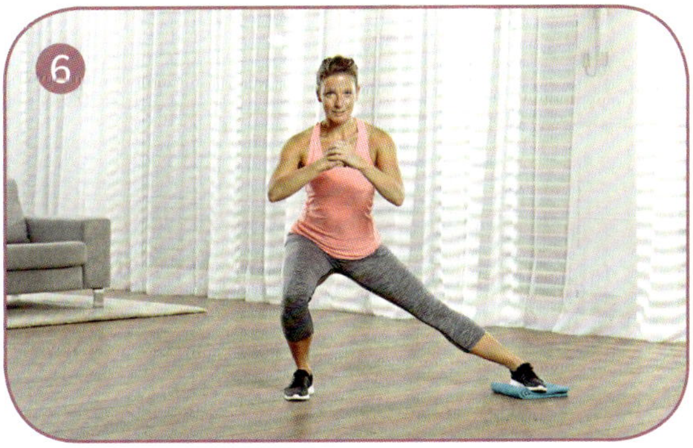
6

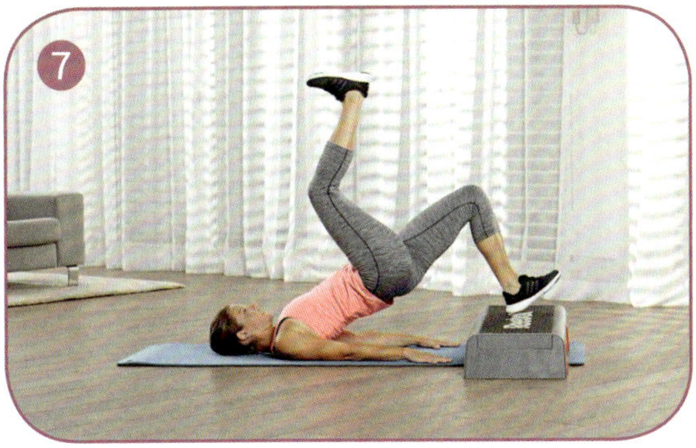
7

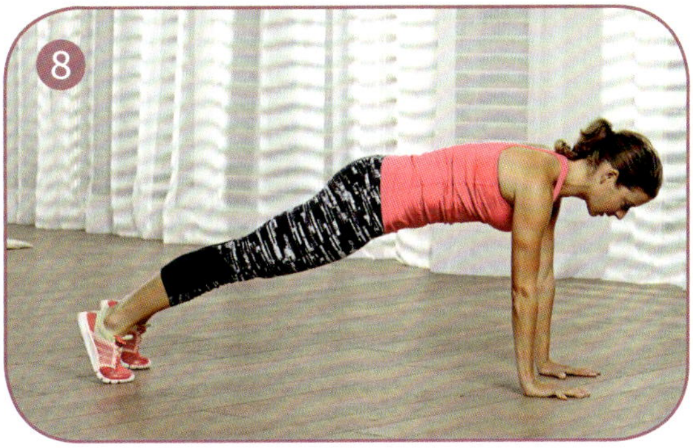
8

Bauch, Beine, Po 45 Min.

Der Klassiker im Fitnessbereich – und das zu Recht. Dieses Allround-Programm für die Rumpf- und Beinmuskulatur macht Sie nicht nur fit für den Alltag, sondern bringt die sogenannten „Problemstellen“ in Form. Der Schwerpunkt liegt hier auf den Übungen aus den Kategorien „Stabilität“, „Kniebeugen“ sowie „Hüftbeugen und -strecken“. Für die Grundlagenausdauer und den Stoffwechsel bedienen wir uns aus der Kategorie „Schnelligkeit und Plyometrie“.

Sie benötigen: Rucksack mit Gewicht oder Hanteln, Erhöhung, z. B. stabile Kiste

Mobilisation

1 Oberkörperkreisen (Seite 40)
2 Krabbeln in das umgedrehte V (Seite 42/43)
3 Tiefe dynamische Hocke (Seite 44/45)
4 Tiefer Ausfallschritt mit Rotation (Seite 41)

Hauptteil

	Übung	Seite	Zeit	Wdh.	Sätze
1	Sitzender Crunch	64		20	3
2	Breite Kniebeuge	92		20	3
3	Dynamische Standwaage	102		10 pro Seite	3
4	Gesprungener Ausfallschritt	117	1 Min.		3
5	Diagonales Arm- und Beinheben in der Planke	55		10 pro Seite	3
6	Ausfallschritt gehend	96		20 Schritte pro Seite	3
7	Erhöhter Beckenlift	105		15	3
8	Kniebeugen-Strecksprung	116	1 Min.		3

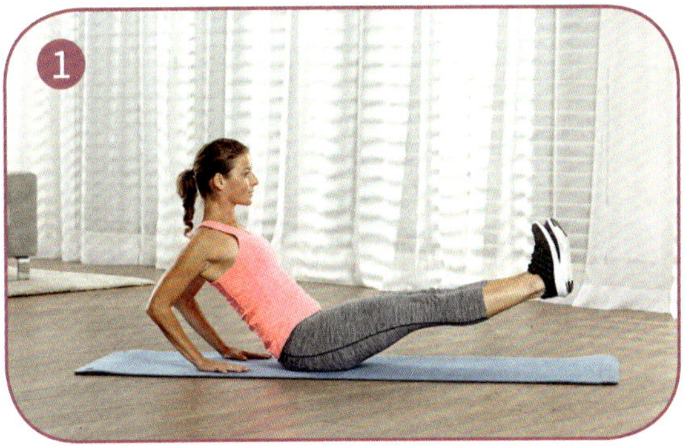
1

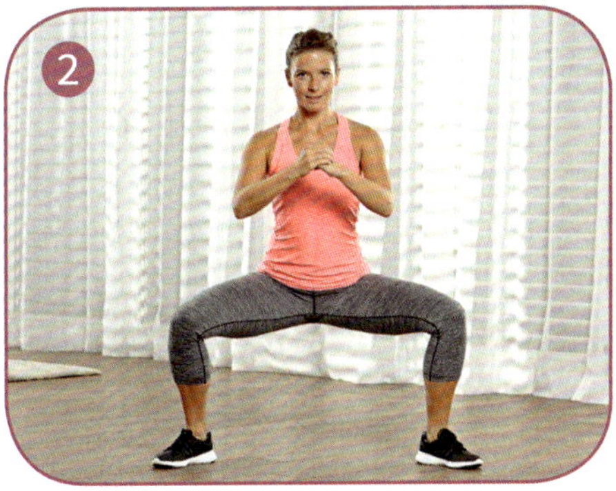
2

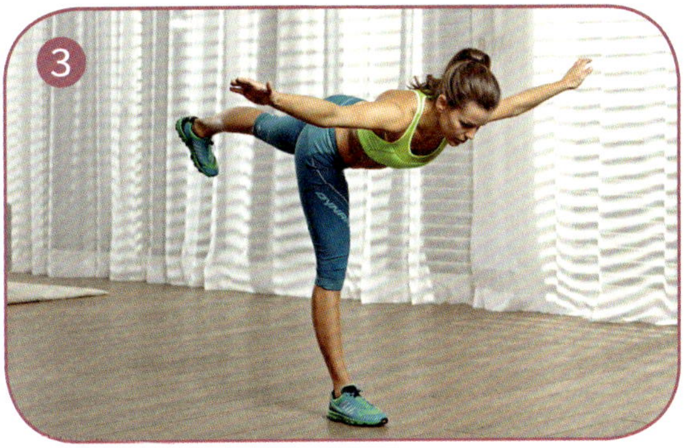
3

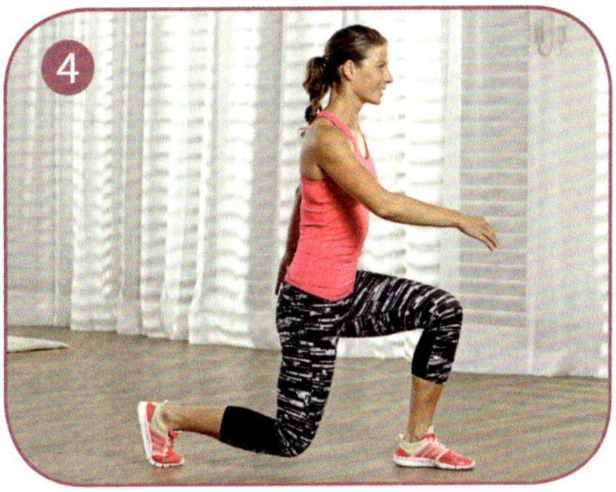
4

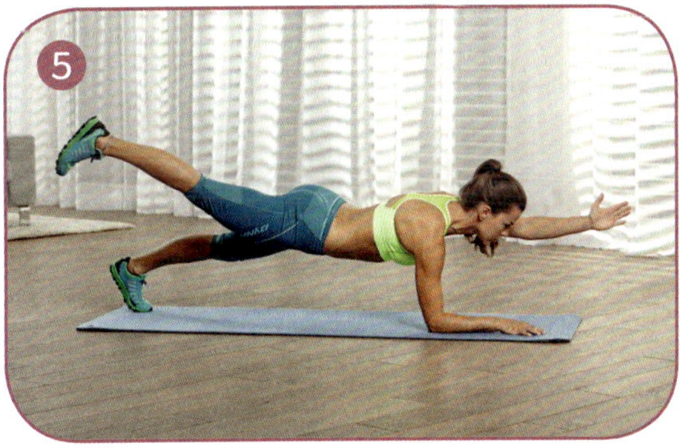
5

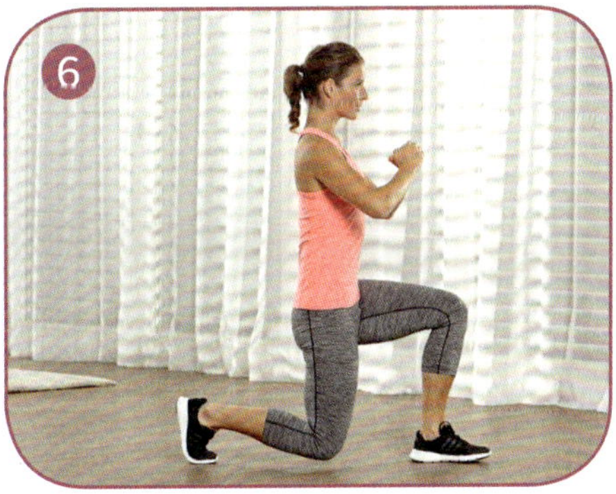
6

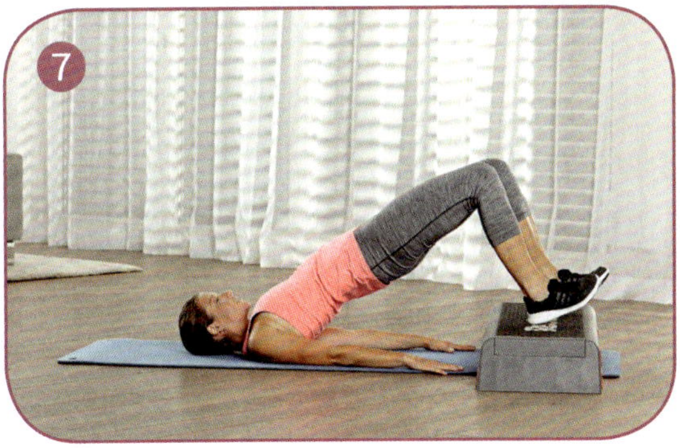
7

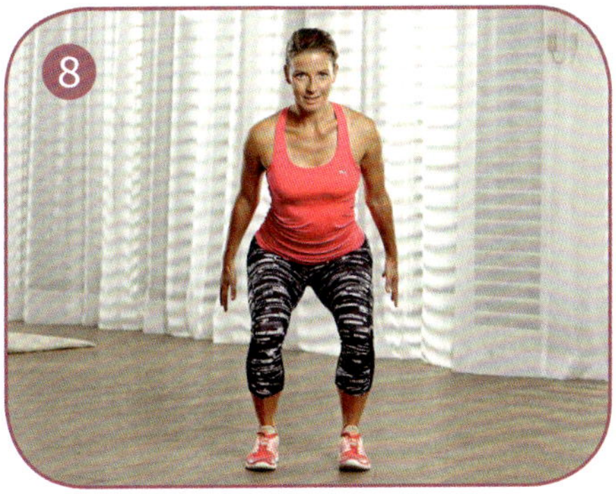
8

Bauch intensiv 30 Min.

Die Ganzkörperübungen aus der Kategorie „Stabilität“ sind die wohl wichtigsten Zutaten für das Flacher-Bauch-Rezept. Da neben der Kraft auch die Ausdauer nicht zu kurz kommen sollte, kombinieren wir immer wieder kleine Cardio-Einheiten mit Kraftübungen, um Kalorien zu verbrennen und das Fett zum Schmelzen zu bringen.

Sie benötigen: Gymnastikmatte, Handtuch

Mobilisation

1 Oberkörperkreisen (Seite 40)
2 Wirbelsäulenmobilisation im Vierfüßlerstand (Seite 46)
3 Rotation im Vierfüßlerstand (Seite 47)
4 Tiefer Ausfallschritt mit Rotation (Seite 41)

Hauptteil

	Übung	Seite	Zeit	Wdh.	Sätze
1	Hohe Planke mit dynamischem Beinwechsel	57	1 Min.		3
2	Dynamischer Seitstütz	63		20 pro Seite	3
3	Liegestütz-Strecksprung	118/119	1 Min.		3
4	Sitzender diagonaler Crunch	65		15 pro Seite	3
5	Trippeln	113	1 Min.		3
6	Sitzender freier Crunch	66		20	3

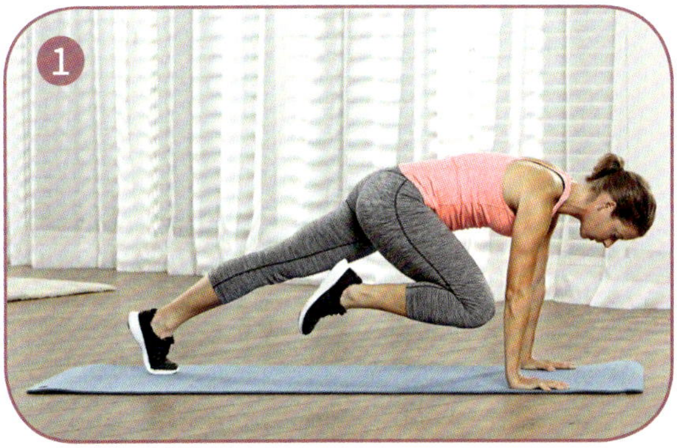
1

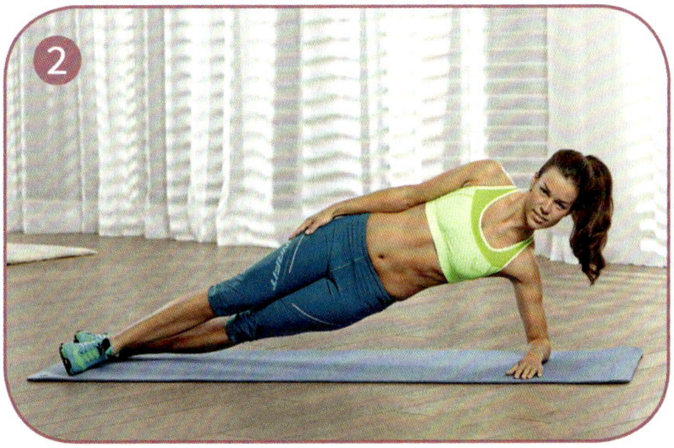
2

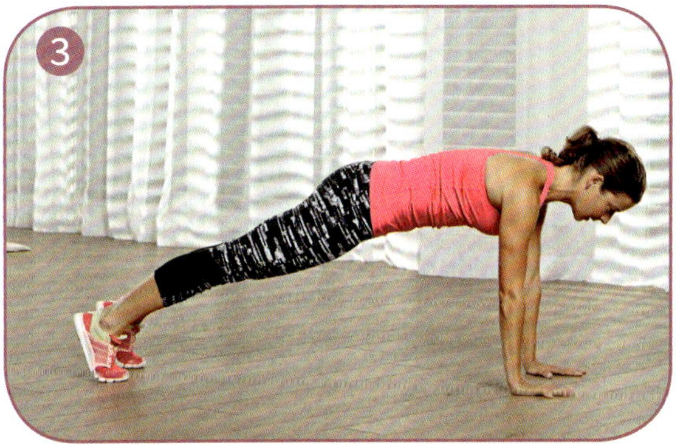
3

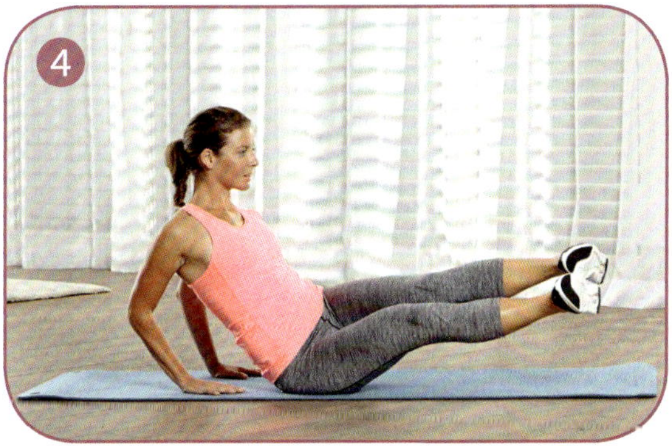
4

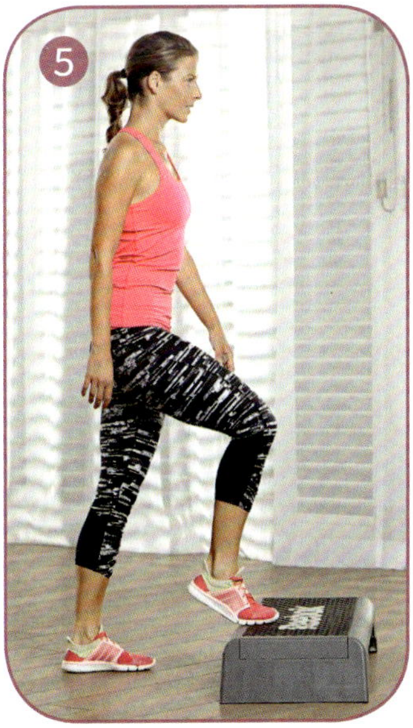
5

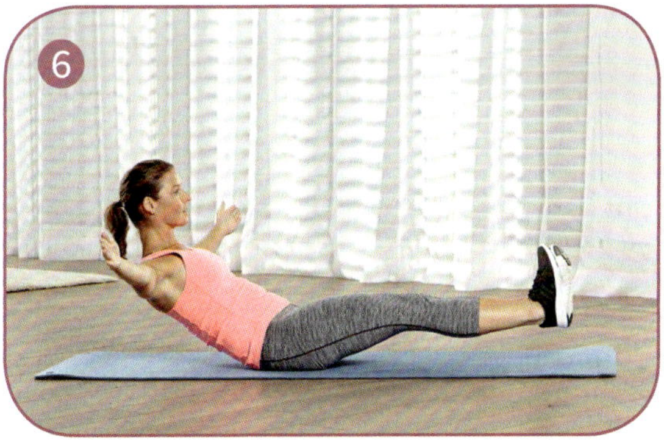
6

Straffe definierte Arme 30 Min.

Nicht nur zur T-Shirt-Saison sind wohlgeformte Arme wünschenswert. Auch für den Alltag benötigen wir Kraft in den Armen, um Einkaufstüten zu schleppen, die Kinder zu tragen oder Gartenarbeit zu verrichten. Übungen, bei denen Stützkraft erforderlich ist, kräftigen nicht nur die Arme, sondern verleihen auch den Schultern und dem Oberkörper mehr Stabilität – und das wiederum beugt Verletzungen vor.

Sie benötigen: Gymnastikband, Tisch, evtl. Erhöhung, z. B. stabile Kiste

Mobilisation

1 Schulterkreisen (Seite 38)
2 Wechselseitige Schulterrotation (Seite 39)
3 Oberkörperkreisen (Seite 40)
4 Rotation im Vierfüßlerstand (Seite 47)

Hauptteil

	Übung	Seite	Zeit	Wdh.	Sätze
1	Krabbeln	78	1 Min.		3
2	Dynamisches Ziehen mit Kniebeuge	84		15	3
3	Klassischer Liegestütz	74		10	3
4	Horizontales Rudern mit aufgestellten Beinen	86		15	3
5	Pyramidenliegestütz	76		15	3
6	Trizepsdrücken	79		15	3

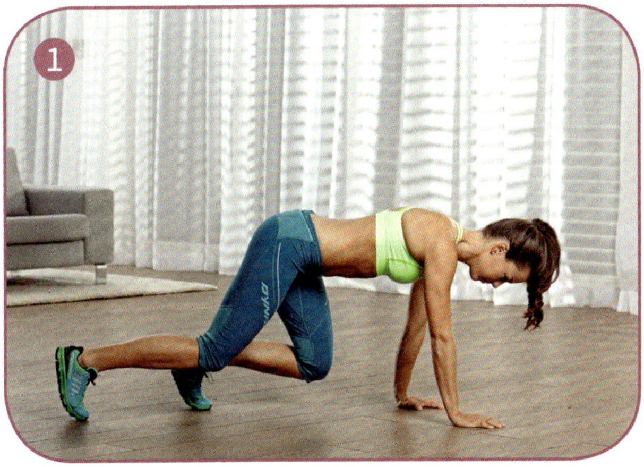
1

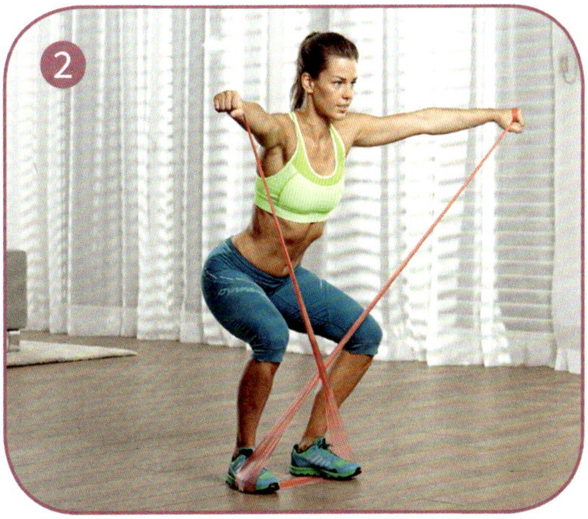
2

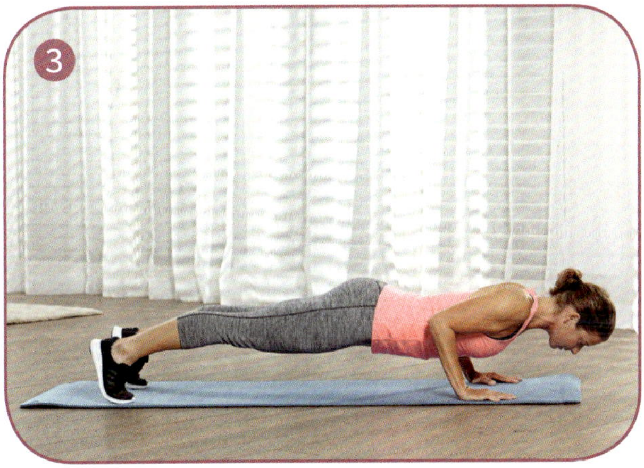
3

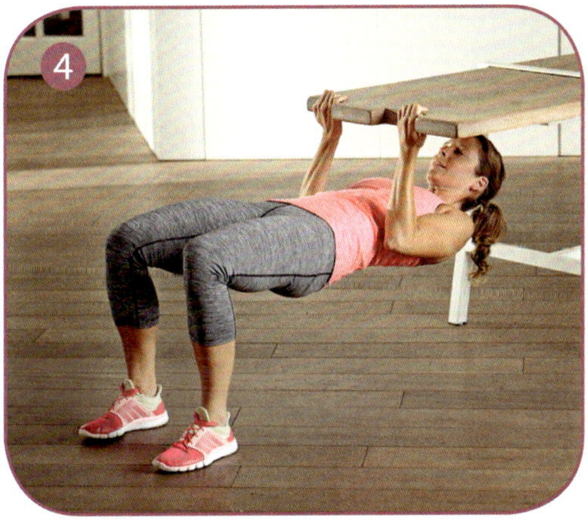
4

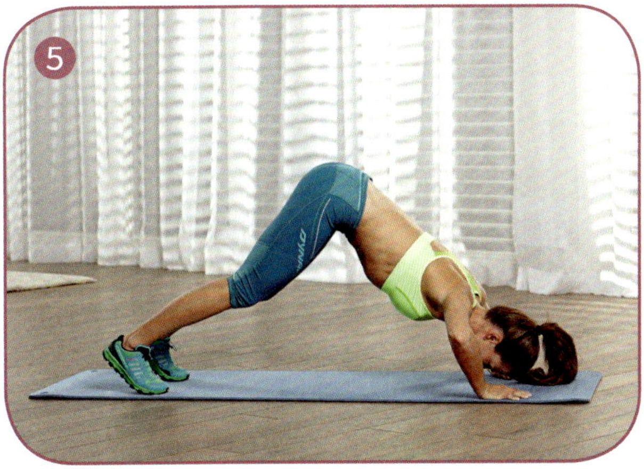
5

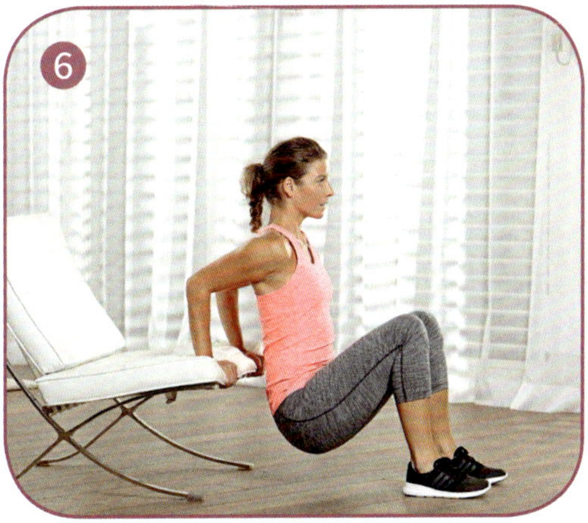
6

Starker Rücken 45 Min.

Dieser Trainingsplan ist der ideale Ausgleich zu Ihrem Alltag, gerade wenn Sie viel Zeit sitzend verbringen. Die Übungen der Bewegungskategorie „Stabilität", „Ziehen" sowie „Hüftbeugen und -strecken" aktivieren die Muskeln, die im Alltag oft vernachlässigt werden. Ihr gesamter Rumpf sowie die Schultern und das Gesäß, eine wichtige Muskelpartie für eine gesunde Wirbelsäule, werden gekräftigt.

Sie benötigen: Gymnastikband, gefüllte Wasserflaschen oder Hanteln

Mobilisation

1 Schulterkreisen (Seite 38)
2 Oberkörperkreisen (Seite 40)
3 Krabbeln in das umgedrehte V (Seite 42/43)
4 Wirbelsäulenmobilisation im Vierfüßlerstand (Seite 46)
5 Rotation im Vierfüßlerstand (Seite 47)

Hauptteil

	Übung	Seite	Zeit	Wdh.	Sätze
1	Vierfüßlerstand mit angehobenen Knien	51	1 Min.		3
2	Rudern an der Tür	85		15	3
3	Krabbeln	78	1 Min.		3
4	Diagonales Arm- und Beinheben	67	1 Min.		3
5	Dynamisches Ziehen in das große X	83		15	3
6	Sitzender Crunch	64		20	3
7	Beckenlift	104		20	3
8	Dynamische Standwaage	102		15 pro Seite	3

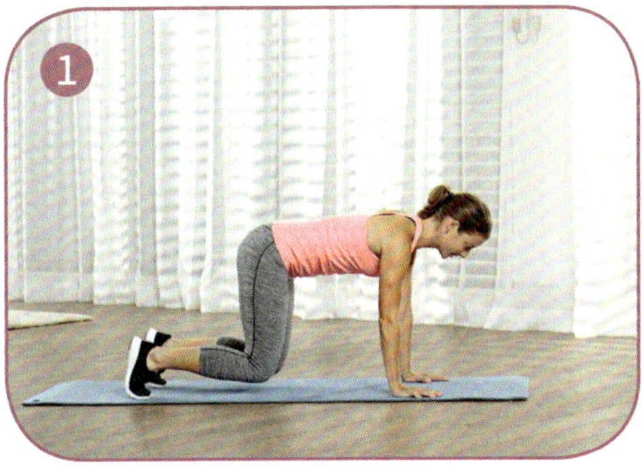
1

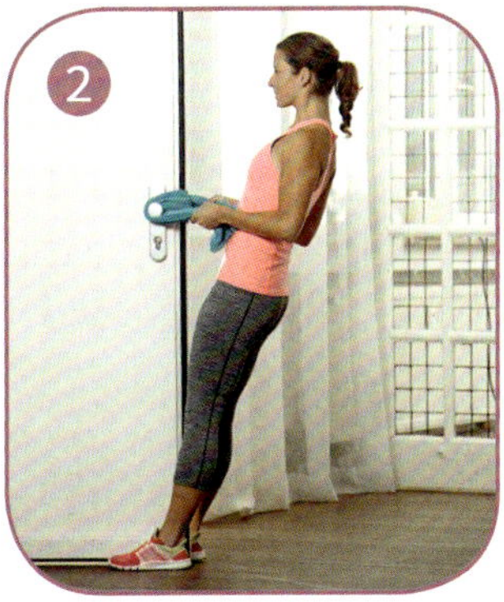
2

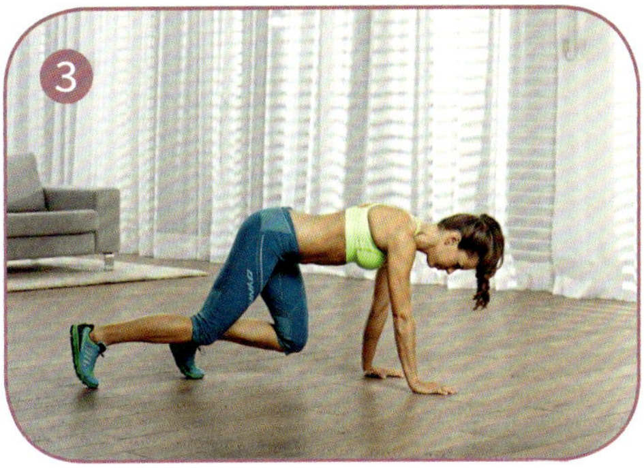
3

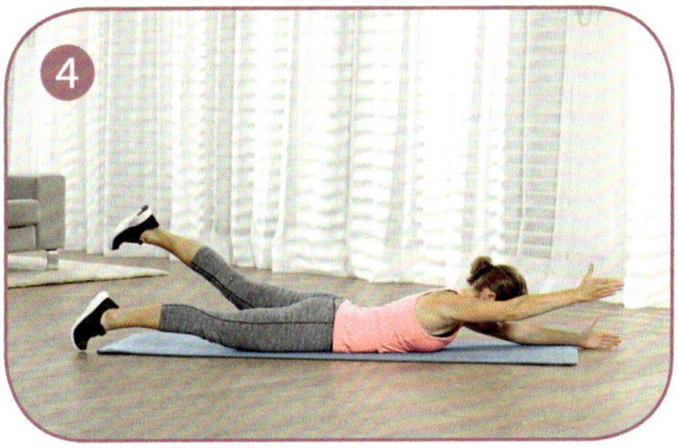
4

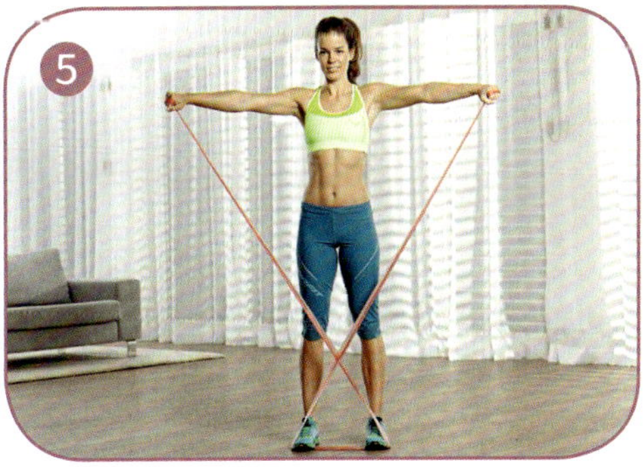
5

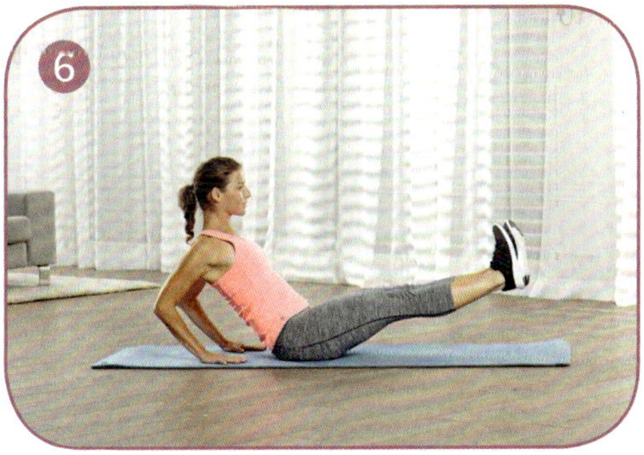
6

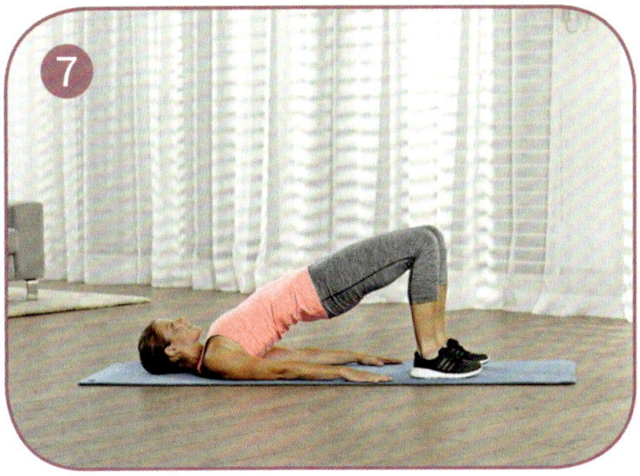
7

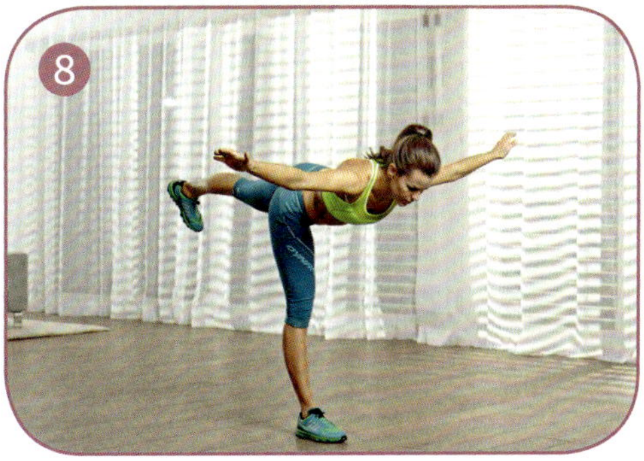
8

Sexy Beine 30 Min.

Hier ist Beinkraft gefordert! Die insgesamt sechs Übungen setzen sich vor allem aus den Kategorien „Kniebeugen“ sowie „Hüftbeugen und -strecken“ zusammen. Übungen aus dem Bereich „Schnelligkeit und Plyometrie“ sorgen für Dynamik in den Beinen. Straffe Beinmuskeln und ein knackiger Po werden das Ergebnis sein.

Sie benötigen: Handtuch, Rucksack mit Gewicht oder Hanteln

Mobilisation

1 Oberkörperkreisen (Seite 40)
2 Krabbeln in das umgedrehte V (Seite 42/43)
3 Tiefer Ausfallschritt mit Rotation (Seite 41)
4 Tiefe dynamische Hocke (Seite 44/45)

Hauptteil

	Übung	Seite	Zeit	Wdh.	Sätze
1	Kniebeuge mit Gewicht	90		20	3
2	Seitlicher gleitender Ausfallschritt	98		15 pro Seite	3
3	Gesprungener Ausfallschritt	117	1 Min.		3
4	Gekreuzter Ausfallschritt	99		15 pro Seite	3
5	Gleitender Ausfallschritt	95		15 pro Seite	3
6	Kniebeugen-Strecksprung	116	1 Min.		3

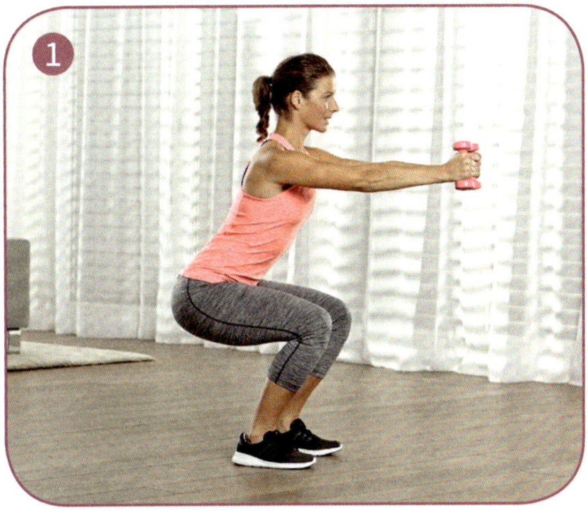
1

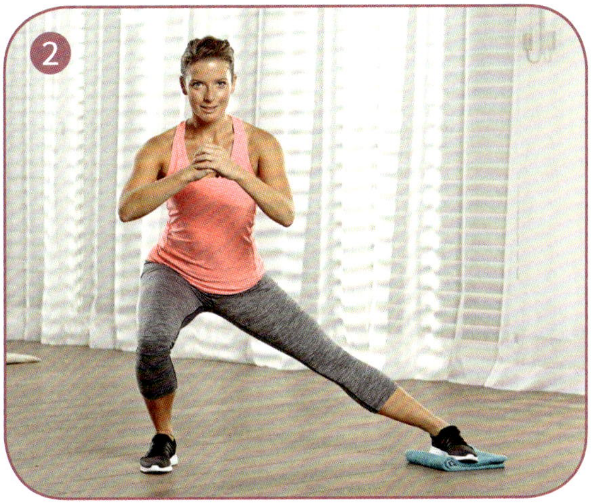
2

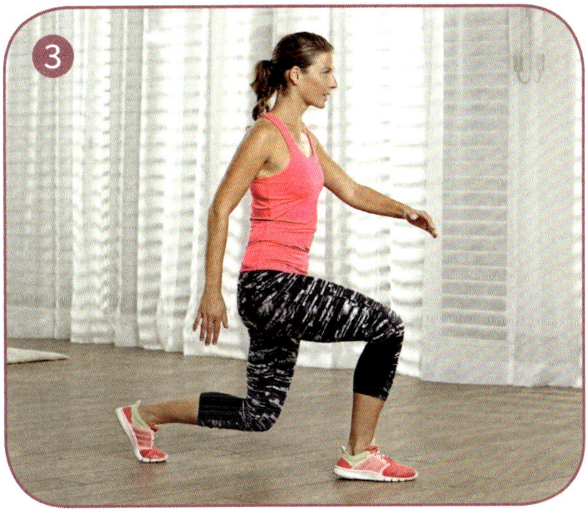
3

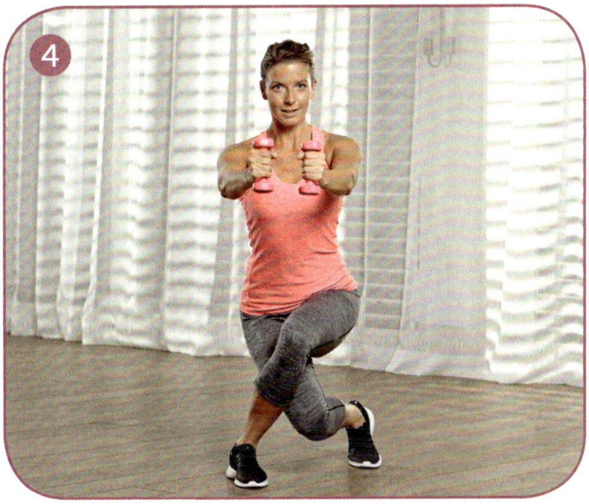
4

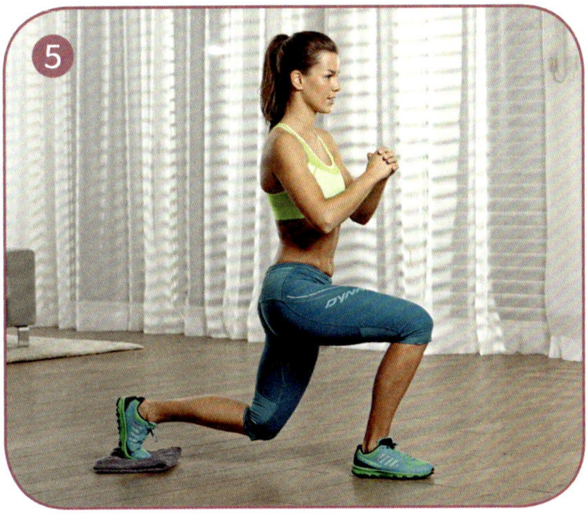
5

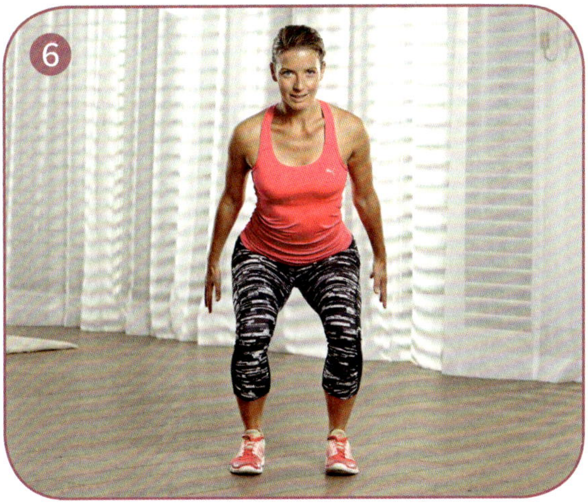
6

Fatburner 30 Min.

Jetzt wird gepowert! Die Kombination aus knackigen Cardio-Einheiten und intensiven Ganzkörperübungen machen dieses Workout zu einem schweißtreibenden Training, bei dem jede Menge Kalorien verbrannt werden.

Sie benötigen: Erhöhung, z. B. Bank oder stabile Kiste

Mobilisation

1 Wirbelsäulenmobilisation im Vierfüßlerstand (Seite 46)
2 Rotation im Vierfüßlerstand (Seite 47)
3 Tiefe dynamische Hocke (Seite 44/45)
4 Tiefer Ausfallschritt mit Rotation (Seite 41)

Hauptteil

	Übung	Seite	Zeit	Sätze
1	Trippeln	113	1 Min.	3
2	Hohe/tiefe Planke im Wechsel	58/59	1 Min.	3
3	Beidbeiniger Sprung	112	1 Min.	3
4	Paddeln	69	1 Min.	3
5	Jumping Jack mit boxen	114	1 Min.	3
6	Liegestütz-Strecksprung	118/119	1 Min.	3

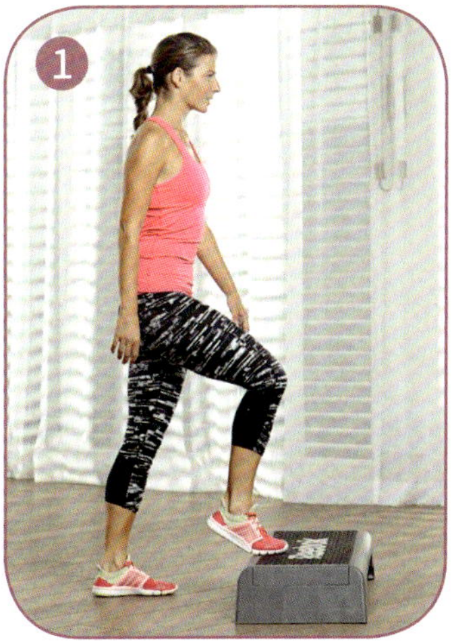
1

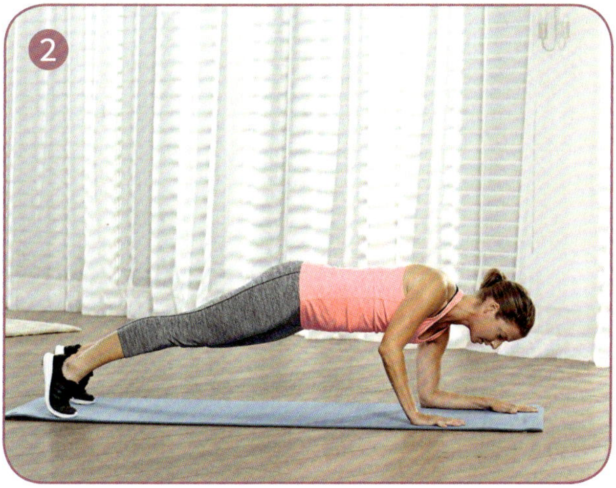
2

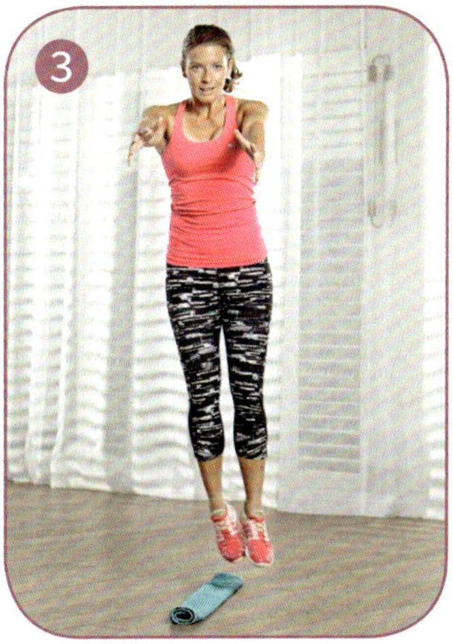
3

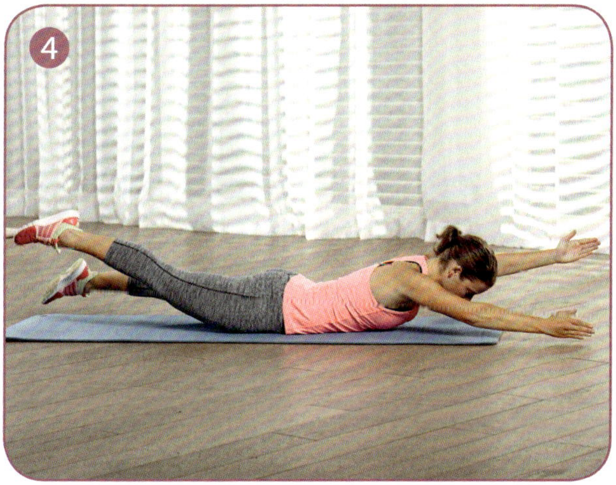
4

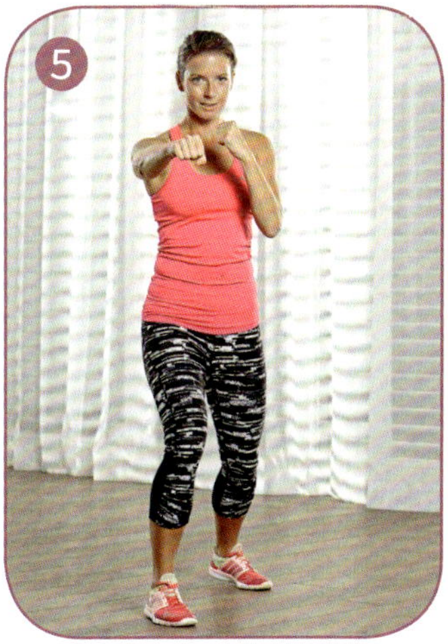
5

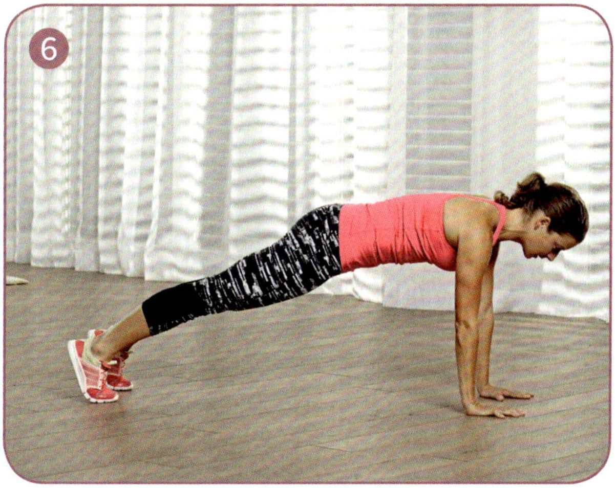
6

Über die Autorinnen

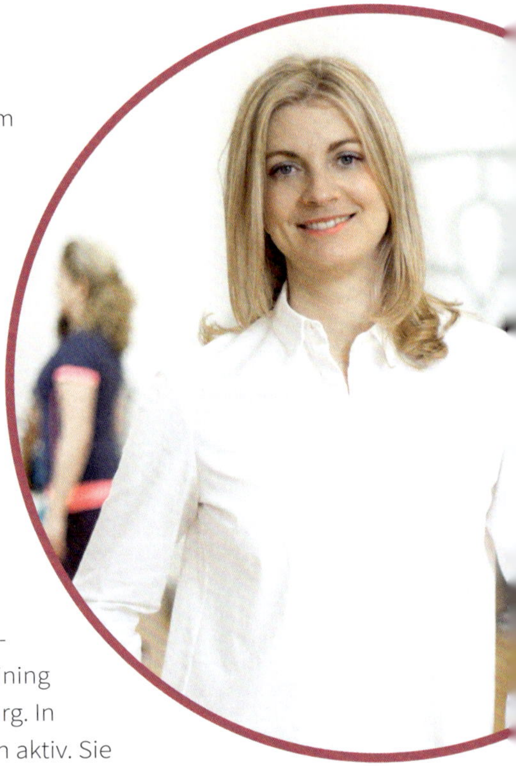

Valerie Bönström hat ihre Leidenschaft Sport zu ihrem Beruf gemacht: 2004 gründete sie zusammen mit ihrem Mann Niclas Europas größten Frauenfitnessclub Mrs. Sporty, 2012 kam die Pixformance Sports GmbH mit preisgekrönten, innovativen Geräten dazu. Mit Ehrgeiz, Humor, Leidenschaft und Spaß schafft sie es, ihre beruflichen Visionen und ihre Familie mit drei kleinen Kindern unter einen Hut zu bringen. Dass sie und ihre Franchise-Partnerinnen bei Mrs. Sporty ausschließlich auf funktionelles Training setzen, ist für sie eine logische Selbstverständlichkeit.

Katharina Brinkmann hat ihren Master in Gesundheitsmanagement und Prävention mit den Schwerpunkten Stressmanagement und betriebliches Gesundheitsmanagement absolviert. Sie ist Mitbegründerin von YOU – Personal Training und arbeitet als Personal Trainerin und Yogalehrerin in Offenburg. In einer psychosomatischen Fachklinik ist sie als Sporttherapeutin aktiv. Sie schreibt Fachartikel für das Functional Training Magazin und Trainingsworld und ist unter anderem für den Deutschen Gymnastikbund e. V. (DGymB) Referentin für Faszientraining und Yoga. In der ersten Zeit ihrer Trainerkarriere war sie lange Jahre bei Mrs. Sporty sowie in einem Fitnessstudio für Frauen tätig und hat dort viel Erfahrung im Gruppentrainingsbereich gesammelt. In den letzten Jahren hat sie sich in den Bereichen funktionelles Training, Mobilität und Faszientraining spezialisiert. Im riva Verlag sind von ihr *Yoga-Faszientraining* (2016) und *Ischiasbeschwerden und das Piriformis-Syndrom* (2016) erschienen.

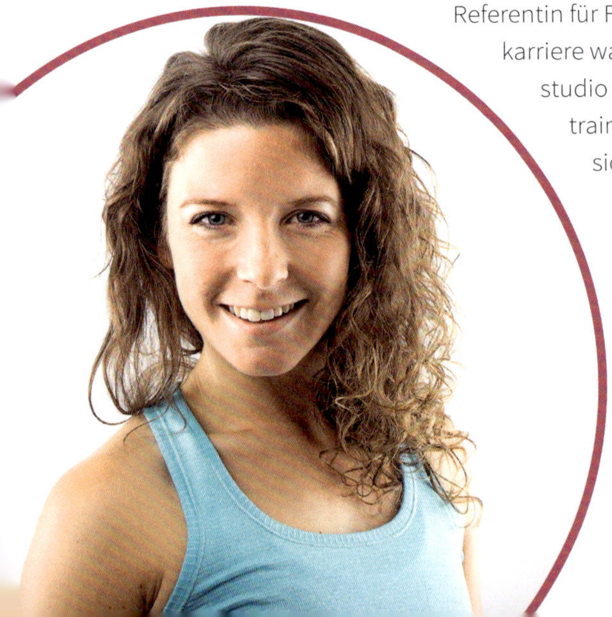

Sachregister

Übungsregister

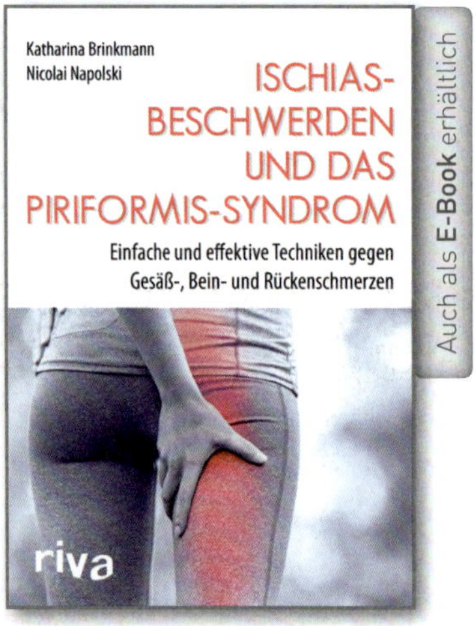

112 Seiten
14,99 € (D) | 15,50 € (A)
ISBN 978-3-7423-0043-0

Katharina Brinkmann
Nicolai Napolski

Ischiasbeschwerden und das Piriformis-Syndrom

Einfache und effektive Techniken gegen Gesäß-, Bein- und Rückenschmerzen

Fast jeder Dritte in Deutschland leidet unter Rückenschmerzen, die bis in die Beine ausstrahlen. Klassischerweise gehen Ärzte automatisch von einem Bandscheibenvorfall aus. In vielen Fällen handelt es sich aber um eine Entzündung des Piriformis-Muskels, der auf den Ischiasnerv drückt. Ist das sogenannte Piriformis-Syndrom erst einmal erkannt, lässt es sich sehr viel gezielter und erfolgreicher behandeln als ein Bandscheibenvorfall. Schon einfache Dehnungsübungen zeigen erstaunliche Wirkung.

Der Sportredakteur Nicolai Napolski hat zusammen mit der Sporttherapeutin und Personal Trainerin Katharina Brinkmann nicht nur die wichtigsten Informationen zu Hintergrund und Entstehung zusammengetragen, sondern auch ein eigens auf das Piriformis-Syndrom zugeschnittenes Übungskonzept mit einfachen Techniken entwickelt. Im Experteninterview erklärt der Osteopath und Rückenspezialist Dr. Torsten Pfitzer, wie der Erkrankung vorgebeugt werden kann, damit die Schmerzen erst gar nicht entstehen.

riva